文經社

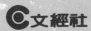
文經社

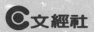
文經社

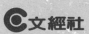

文經家庭文庫 95

一眼看出
孩子生病了嗎？

林炫沛醫師 著

COSMAX
PUBLISHING Co.
Since 1981

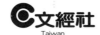文經社
Taiwan

文經社徽記

播種者
含淚播種的
必歡呼收割

推薦序　　　　　　　　　　中華民國幼兒保育學會理事長 陽 琪

不需醫療專業訓練，以症狀與問題導引

　　有人說二十一世紀的顯學是「科技與人文的平衡」，在這個平衡方程式中最具代表性的成果首推生命科技，也可以說是藉著科技力量尊重人類生命的最佳闡釋。隨著試管嬰兒、基因治療以及生物複製技術的發展，乃至於人類基因圖譜的完成，對於自身的本質，人類似乎認為已逐漸揭開了神秘的面紗。雖然科學家也一再告訴我們，今日生命科技研究的成果仍屬初步，也許我們知道了某些基因與遺傳的關係，我們所不知道的事還很多；即使我們知道造成許多生命痛苦的源頭是DNA，我們還無法運用所知的科技去完全控制它。但無論如何，我們越知道自己的不足，就越努力去增益其所不能，從每日新聞報導中看到新藥以及新治療方法的問世即可見一斑。

　　在這樣一個生命前景不明的年代裡，養育下一代常常是多麼沈重的工作。當然，社會經濟與醫療的進步提供了許多更有效率與品質的服務，醫療保險帶來的安全意義也大大提昇了嬰幼兒照顧的福利，如今，家裡沒有史波克醫師（Dr. Spark）的《育兒寶典》也不必驚慌，因為街頭巷尾處處林立著綜合醫院與小型診所，一般疾病臨床治療與諮詢服務相當周到。然而面對遺傳性疾病的特殊症狀，不但需要更專業的治療，能夠早期發現也是療癒的關鍵。

　　家長可從許多傳播媒體中獲得嬰幼兒健康照護的相關參考資料，但是對於缺乏醫療專業訓練的父母而言，非系統性的資料有解釋上的困難，尤其是涉及許多嬰幼兒疑難雜症，在初步

評估的階段，很可能因不瞭解而忽略，甚至於延誤治療時機。

　　要善用生命科技發展帶來的正向效益，必須要依靠專業人員的媒介。林炫沛醫師的新書《一眼看出孩子生病了嗎？——圖解兒童疾病症狀導引》，正為父母這些問題提供了參考與解答，在本書中，沒有艱澀的理論以及難懂的字眼，以症狀與問題為導向，逐步將讀者帶入嬰幼兒各種生理功能的運作系統中，除了基礎健康與疾病現象的探討外，林醫師更從遺傳的角度解釋了許多來自於基因以及先天傾向的嬰幼兒健康問題，因為文字的親和性高，任何人都可以輕易看懂，全篇瞭解之後就可以形成有系統的思考基礎，而此種思考對嬰幼兒照顧者是無比珍貴的資產，無論在平日照護工作或健康評估時，成為自動篩選問題症狀的機制，我深深期望所有家長以及嬰幼兒照護人員都能具有此種智能，此所以林醫師要集結專欄出書囑我為序時，欣然為之，並且誠懇推薦給大家。

　　除了在馬偕醫院擔任小兒科主治醫師外，林醫師也是國立台北護理學院嬰幼兒保育系的兼任教授，執教嬰幼兒身體評估及小兒疾病概論課程。做為大學教授，林醫師是個親和性十足的老師，每個星期五下午，抱著評估娃娃，背著身體評估儀器，他瀟灑的來去，在迴廊中親切的和大家打招呼，並且熱心回答所有人的健康問題，我因此推想，在他看診時，原本對醫院情境畏懼的小兒們，看到他溫暖的態度以及胸前色彩斑斕的卡通領帶，也會破啼為笑了。

　　在寫此序文的前一星期，從電視新聞中知道，屬於先天免疫功能不全的泡泡兒童（Bubble child），已有基因治療成功的臨床個案，我欣喜這些被禁閉的小天使從此可以自由遨翔，更希望林醫師繼續出版新作，把生命科技美好的研究成果帶給我們。

推薦序

台北護理學院幼保系主任 黃倩儀

甜蜜的負荷與挑戰

　　生活在現代社會中的父母親，往往對於其「親職角色」充滿了難以言喻的複雜情緒；「親職」所帶來的，有著無限的喜悅，卻也伴隨了數不清的挑戰。對大多數的父母而言，孩子的身心發展狀況，是他們在成長與學習歷程中，甚少接觸的領域，尤其是在孩子從小到大所可能遇到的各種疾病、或健康照護相關議題上，更多半是靠著親友口耳相傳，不管是「偏方」還是「秘方」，總是先試再說，姑且相信流傳了幾千年的方法有其道理存在。然而不管是哪一種「方」，可也得「對症」才行，只憑著父母自己瞎子摸象式——「發燒即感冒」的判斷方式，孩子可是會吃足苦頭的。

　　林炫沛醫師的《一眼看出孩子生病了嗎？》，便針對一般家長對疾病本身多半缺乏深入了解的機會，無法在孩子身體有狀況時，判斷是該繼續觀察還是該緊急送醫的難題下，從詳細的症狀說起。精心繪製的流程圖，呈現出當某症狀出現時，可以依簡單步驟指引父母對孩子進行檢視，藉以逐步篩檢出較接近孩子病況的敘述，並得知較適當之處理方式。如此一來，父母便成為醫師問診的最大助手，醫師能從父母對孩子所做仔細病況的描述，更正確地做出診斷，施以最適當的治療方式。

　　這樣的一本書，簡單扼要，對於一般不具備豐富醫療知識的父母而言，可說是一帖「救命良藥」，從此可避免因症狀與疾病的不當連結而用錯「秘方」的困擾。

　　林炫沛醫師多年來擔任台北護理學院嬰幼兒保育系的教授

工作，他豐富的專業知識與平易近人的風範，常常讓學生對他崇拜萬分，林醫師擅以淺顯易懂的言詞解說深奧醫學知識，相信讀者在閱讀本書之後，一定都會發現到，許多深奧的知識在林醫師的筆下，竟能變得如此鮮活易懂。

給全天下在養育孩子的歷程中，曾經擔心、害怕的父母親們──願此書帶給你們寶貴的知識能量，讓你們在親職崗位上，永遠有充沛的智慧與源源不絕的喜樂，來面對甜蜜的負荷與挑戰。

推薦序 　　　　　　　　罕見疾病基金會發起人兼董事 陳莉茵

這是一本醫師寫給大家的「疼惜書」

　　在馬偕兒科門診略帶歷史色澤的診間裡，總繫著各式各樣卡通領帶的林醫師，正忙著兜哄，同時也仔細審視著，一個個也許鬱卒、也許頑抗、也許調皮、也許哭鬧的小病患。病兒的媽媽們則多半在心坎上提著十五個吊桶七上八下的忐忑不安，一肚子的狐疑悶著在胸前，直等著打破砂鍋問到底。在沒完沒了的「為什麼」與「怎麼辦」之間，林醫師親切耐心的排疑解惑，經常誤了午餐或晚餐的他投注了大量心力，讓在診間走過的孩子們健康的快高長大。

　　因為我兒的遺傳惡疾，與林醫師在異鄉結緣。十二整年以來，定時向林醫師報到，對於熙來攘往的診間場景，不但熟悉而且難免有著異於常情的感謝與感動。也一向問不完「為什麼」與「怎麼辦」的我，當見到《一眼看出孩子生病了嗎？》這本書的稿件，就不由得暗呼：「真是相見恨晚！」而一口氣的看了個完全。全書45個系列裡，林醫師回答疑難的同時，說明了各種病癥與現象的可能，與尋求解決的方向。同樣的病癥，問題可大可小；林林總總的身體現象，書中除了文字的簡易解說，更有圖表協助抽絲剝繭，讓心焦的父母豁然開朗，更進而有了明確的就醫方向，在危急的時候也能適當處理幫助愛兒，確實是育兒必備必讀的參考書籍。

　　撫育子女不易，眾所周知。病在兒身痛在娘心的體會，幾乎是為人父母者的一般經驗。林醫師將深奧的醫學知識與多年來寶貴的臨床經驗結合，以深入簡出的文字與圖表呈現「為什

麼」與「怎麼辦」的解答。點點滴滴、處處在在，欲試著為病
兒消弭病痛所帶來的不適與傷害，而對天下父母苦口婆心的千
叮嚀、萬囑咐，教導我們如何正確的疼惜自家的心肝寶貝。

　　養兒育女，希望順順當當、少點煩惱多點把握，不妨讀一
讀《一眼看出孩子生病了嗎？》這本醫師疼惜病兒苦，也疼惜
父母心的「疼惜書」，相信會與我一樣的如獲至寶！

自序

爲有心、有緣的家長寫書

　　每一個珍貴的生命均始自有緣父母的結合，此後漫長的人生之旅千轉百折，由小小的胎兒逐漸發育成熟，而呱呱墜地向人間來報到，成為父母的心肝寶貝，備受呵護與寵愛，再經歷各個成長階段，終至長大成人，將能獨立自主面對人生的種種挑戰。健康的身體是這一切歷程當中最重要的支持力量，而健康基石的奠定其實是在關鍵的嬰幼兒期與兒童期。如何厚植孩子的生命能量以備未來所需，如何趨吉避凶、逢凶化吉、平安健康的長大，是每位有心的家長念茲在茲、永遠忙不完的課業。

　　對現代奶爸、奶媽而言，嬰幼兒的照顧是件質與量並重的任務；一方面希望孩子生理狀況良好，智能發展正常，另一方面也希望孩子高大健壯，在量化的各項生長發育指標上均能遙遙領先。有多少痴心的父母願意傾其所有來換得孩子健康、平順的人生，然而這樣的願望並不踏實。在孩子的成長過程中，難免偶有病痛，部份的孩子甚至會惡疾纏身；面對孩子不免罹病的事實，現代的家長必須先建立正確的育兒健康觀念，並與時俱進，不斷充實自己的相關知識，才能真正幫助孩子通過考驗，健康成長。

　　觀念之一：疾病像是一把兩面刀，固然有其具殺傷力的一面，但是因病痊癒所得到的免疫力，則是無價的收獲。但這並不意味要排斥現代醫療當中有效的預防注射，藥物治療及相關的處置，而去追求義和團式的愚勇，故意讓孩子去感染水痘什

麼的，認為這樣才能「轉大人」。

觀念之二：預防勝於治療，儘量利用現代社會的衛生保健措施，例如兒童健康手冊所建議並提供的定期兒童健檢與預防注射，平時並應注意養成孩子正常的生活作息，均衡的營養攝取、良好的個人衛生習慣、定時的運動與規律的生活，均有益於增強體能、預防疾病。

觀念之三：早期發現早期治療，於疾病的療效及預後可獲致最佳結果。幼兒時期是生病的高峰期，而年幼孩子的表達能力尚差，因此必須知道如何及早發現孩子生病的前兆，給予及時的協助，並尋求醫護專業人員的適當診治，將能讓孩子早日康復，遠離病魔的侵擾。

撰寫本書的目的便是想要藉由觀念的推廣，與有心的家長結緣，更希望能讓天下父母有一本簡明實用、由另一個角度切入（由症狀著手看兒童疾病）的育兒參考書籍，協助家長在養兒育女的路上有所指引，帶領孩子與家人一起成長，共享人生甜美的果實。

馬偕醫院
資深小兒科醫師 林炫沛

Contents

1

關於頭部的症狀

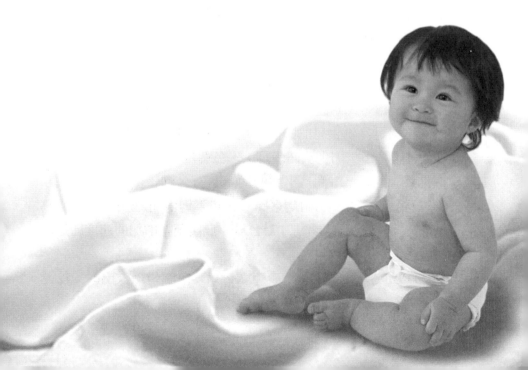

頭會不會太大？

　　對關心寶寶健康的現代奶爸、奶媽而言，當發覺自家小寶貝有個大大的頭顱，真是一則以喜，一則以憂。喜的是，頭好壯壯應該是好現象，頭大通常表示腦子也大，腦大則智力想當然也會比較好；憂的是，聽人家說有的孩子頭特別大，結果被查出是水腦或腦部積水（正確的說是硬腦膜下積水）的案例，甚至有腦部長瘤才造成大頭的情況，若不早點發現，及早接受治療，可能會導致嚴重的後果，面對這樣的情況該如何是好？

　　在深入了解大頭的可能原因之前，先讓我們來認識頭顱的基本構造。頭顱是保護腦神經系統的骨質結構。早在胚胎時期即伴隨著大腦、小腦及相關的腦神經組織而發育，逐漸形成堅固的保護罩。由於初生嬰兒的腦神經系統尚未發育成熟，腦組織的體積和神經網路系統未建構完全，未來還有相當大的成長空間，因此新生兒的頭殼便預留有許多縫隙及孔洞，以備將來所需。比較為人熟知的頭顱縫隙有：前囟門、後囟門、冠狀縫、矢狀縫、人字縫等（見附圖一「新生兒的頭顱構造圖」）。

　　正常足月新生兒的頭圍平均為33～34公分，接下來頭圍增加的速度如下：出生至四個月大，每個月平均增加1.25公分；四個月到一足歲，每個月平均增加0.6公分，到一歲大時，頭圍平均約為45公分；一到兩歲之間，每年平均增加2.5公分；三歲到五歲之間，每年平均增加1.25公分；此後頭圍增加的速度即逐漸趨緩。

　　頭圍的丈量應以額部最突處，以及後腦勺最鼓出的「枕骨

隆突」兩處為測量基準點，以軟尺環繞頭部一周，以測得「枕部額部最大頭圍」（Occipitofrontal circumference，OFC）即為通稱的頭圍（見附圖二「小兒頭圍丈量圖」）。

　　頭骨的成長與發育主要是受到遺傳因素與大腦成長刺激的影響。隨著腦神經系統的逐漸發育而增大體積，頭骨也必須跟著擴張，提供大腦足夠的成長發育空間。所以，頭圍的增大速度便成了觀察兒童腦神經系統發育的重要指標之一，頭圍過大或增大速度過快都可能表示腦袋裡面出了狀況。正常的男孩、女孩頭圍在各年齡層的標準及成長速度，請參考附圖三「國人男、女孩頭圍發育曲線圖」及附表一「各年齡層兒童的生長指標」的頭圍部份。

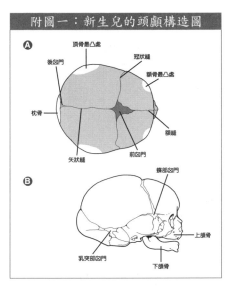

附圖一：新生兒的頭顱構造圖

Ⓐ
頂骨最凸處
冠狀縫
額骨最凸處
後囟門
枕骨
額縫
矢狀縫
前囟門

Ⓑ
蝶部囟門
上頜骨
乳突部囟門
下頜骨

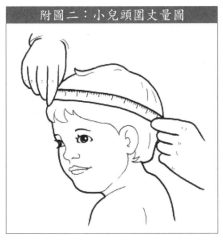

附圖二：小兒頭圍丈量圖

　　若小寶寶的頭圍大小超過了第90、甚至第97個百分位，或者是頭圍在短時間內有不尋常的增大現象，都必須特別注意，

尤其後者的情況更是暗藏危機。雖然有的大頭只是家族遺傳的
特徵，不過會造成大頭的病理性因素有水腦、硬腦膜下積水、
顱內出血或腫瘤等因素，必須小心區別，及早發現問題，以接
受必要的治療。「大頭的原因搜尋及處置流程圖」（見第20頁）提
供各位家長一個簡便、實用的參考，以便及時找出問題，做好
必要的處理，讓小寶貝的健康更有保障。

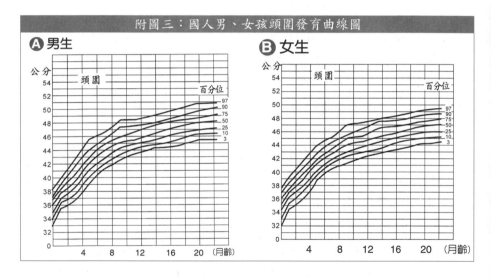

附圖三：國人男、女孩頭圍發育曲線圖

附表一：「各年齡層兒童的生長指標」

項目 / 年齡	平均體重（公斤）		平均身長（公分）		平均頭圍（公分）	
	男	女	男	女	男	女
出生時	3.20	33.11	49.28	48.94	33.78	33.15
1 月~2 月	4.71	4.55	55.01	54.62	37.35	37.24
2 月~3 月	5.75	5.31	59.00	58.55	39.18	38.40
3 月~4 月	6.30	6.99	61.62	60.75	40.75	39.68
4 月~5 月	6.90	6.58	63.67	63.50	42.21	41.01
5 月~6 月	7.50	7.12	66.26	64.94	43.09	42.13
6 月~7 月	7.99	7.55	67.21	66.44	3.67	42.67
7 月~8 月	8.27	7.77	69.38	68.10	44.41	43.29
8 月~9 月	8.45	8.04	70.52	69.42	44.85	43.85
9 月~10 月	8.51	8.27	71.47	70.78	45.10	44.08
10 月~11 月	8.65	8.42	72.13	71.81	45.63	44.26
11 月~12 月	8.89	8.64	74.10	73.56	46.04	44.66
12 月~18 月	9.65	9.39	76.03	75.80	46.79	46.02
18 月~24 月	10.87	10.25	82.16	80.63	48.03	46.86
2 歲~3 歲	12.26	11.76	87.53	87.08	49.21	47.78
3 歲~4 歲	14.17	13.72	95.70	94.50	49.50	49.20
4 歲~5 歲	15.47	15.08	102.40	99.21	50.02	49.52
5 歲~6 歲	17.09	16.78	107.48	106.48	50.67	49.83

（本表參考台大醫院統計）

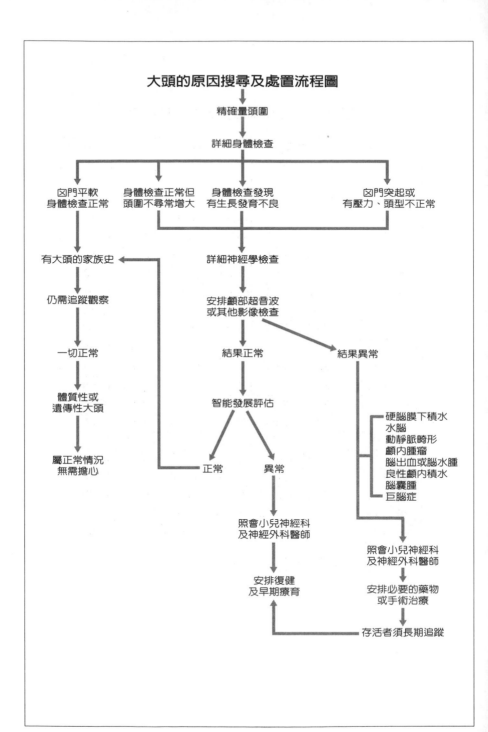

大頭的原因搜尋及處置流程圖

精確量頭圍

詳細身體檢查

囟門平軟 身體檢查正常

身體檢查正常但 頭圍不尋常增大

身體檢查發現 有生長發育不良

囟門突起或 有壓力、頭型不正常

有大頭的家族史

詳細神經學檢查

仍需追蹤觀察

安排顱部超音波 或其他影像檢查

一切正常

結果正常

結果異常

體質性或 遺傳性大頭

智能發展評估

屬正常情況 無需擔心

正常

異常

硬腦膜下積水 水腦 動靜脈畸形 顱內腫瘤 腦出血或腦水腫 良性顱內積水 腦囊腫 巨腦症

照會小兒神經科 及神經外科醫師

照會小兒神經科 及神經外科醫師

安排復健 及早期療育

安排必要的藥物 或手術治療

存活者須長期追蹤

② 頭老是歪一邊

　　有些家長或照顧者會發覺到小寶寶的頭老是喜歡歪向一邊，睡覺、休息時更是明顯，把頭調正了，沒多久卻又歪掉了，而且老是歪向同一邊，有些孩子的頭部甚至緊得很，很難加以調整，再仔細一看，不得了！有的孩子臉型明顯的不對稱，一邊大、一邊小，讓家長十分吃驚，到底這是怎麼一回事？是俗稱的「斜頸」、「歪脖子」？還是有其他什麼原因？臉都「破相」了怎麼辦？有沒有什麼補救的方法？

　　在各種可能引起歪頭或斜頸的原因當中，以「習慣性的頭部姿勢」及「單側頸部有硬塊」兩種狀況最為常見，只要及早發覺，並及早尋求復健科、小兒外科或小兒骨科醫師的專業協助，孩子的異常姿態及病況大都能完全恢復正常。其他較少見，甚至相當罕見的疾病，在病症發作的早期，細心的家長只要覺得寶寶確有不正常現象，便應機警地及早就醫，小兒科或家醫科醫師是你最好的求助對象。

　　「歪頭的原因搜尋及處置流程圖」（見第24頁），可以幫助各位家長，當您或親戚朋友的孩子有類似的病情時，依照病因搜尋及處置流程圖循序分析，抽絲剝繭逐步走出寶寶罹病的迷霧，有了較清楚的了解，而能及早尋醫求治，與醫療團隊有最佳的互動，讓心肝寶貝早日恢復正常。

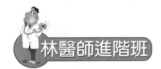

林醫師進階班

．頭歪的原因：

1.習慣性的頭部姿勢

根據研究調查顯示，東方婦女身材平均較為嬌小，骨盆腔相對也小，但是我們初生嬰兒的平均體重，卻一點也不輸歐美地區的新生兒；因此可以想像得到，在懷孕末期，快速成長的胎兒在媽媽肚子裡，逐漸缺乏足夠的伸展空間，大大的頭部便會傾向於倚在一邊，倚著倚著便形成了習慣性姿勢，往往還會伴隨有臉部因長時的不均勻壓迫所導致的不對稱。

2.單側頸部有硬塊

這是較為人熟悉的斜頸致因，其成因不明，推測可能是在產前階段，頸子一側的胸鎖乳突肌（Sternocleidomastoid muscle）受到壓迫性傷害，產生血腫塊，之後自行癒合便形成了硬塊，將肌肉扯緊而限制了頭部的自由轉動；也有學者推測胸鎖乳突肌的受傷是在生產過程當中發生。不論成因為何，有頸部硬塊的寶寶有時會合併臉部不對稱、下巴歪一邊、脊柱側彎、腳部變形等狀況，也較常有羊水過少的現象。

3.頸部淋巴腺炎

通常在較大一點的孩子才比較容易看到，一歲以下較少見；不過若是有這種情況發生時，在一邊或兩邊的脖子可以摸到腫脹且會痛的淋巴結，有時嚴重到會產生局部紅腫、發熱現象，可能是單個或多個聚集成團，鄰近部位或器官往往

也可以找到受傷或發炎化膿現象，如頭臉部長癤子、耳前凹窩細菌感染、化膿性蛀牙等。

4.兩眼視力不均衡

單眼視力不良或弱視、嚴重的斜視、一眼有白內障等，均會造成小寶寶不正著頭看東西，若有這種情形，家長應仔細觀察才能及早發現，好讓小孩能儘快接受矯治。

5.頸部扭傷或受創

如落枕或被不當的搖晃，造成頸部肌肉的傷害，或因其他傷害導致疼痛而不敢轉動頸部，便會形成頭歪一邊的現象。

6.藥物的副作用

某些藥物，尤其是止吐劑，會導致錐體外徑路症候群（Extrapyramidal tract syndrome, EPS）的產生，使得頸部肌肉，甚至眼球肌肉等，無法靈活動作，而形成頭歪向一側的急性變化，當藥效過了或施打解藥，通常會自行消失。

7.先天性骨骼異常

尤其是會有頸椎畸形，或肩胛骨位置過高的疾病，如Klippel-Feil氏症候群或Sprengel氏畸形等，也會妨礙頸部活動而造成斜頸。是相當罕見的先天性畸形症候群。

8.某些會影響神經元功能的先天性代謝異常

例如高雪氏症（Gaucher's disease）第二型，即急性神經元病變型，由於葡萄糖腦苷脂酶的活性不足，導致神經系統及骨髓細胞、肝臟、脾臟細胞內堆積大量糖脂類大分子，造成難以挽救的病變，不只頭部後仰或傾向一側，也同時會出現眼肌麻痺、肝臟腫大等現象，是一種非常嚴重的遺傳性疾病。

歪頭的原因搜尋及處置流程圖

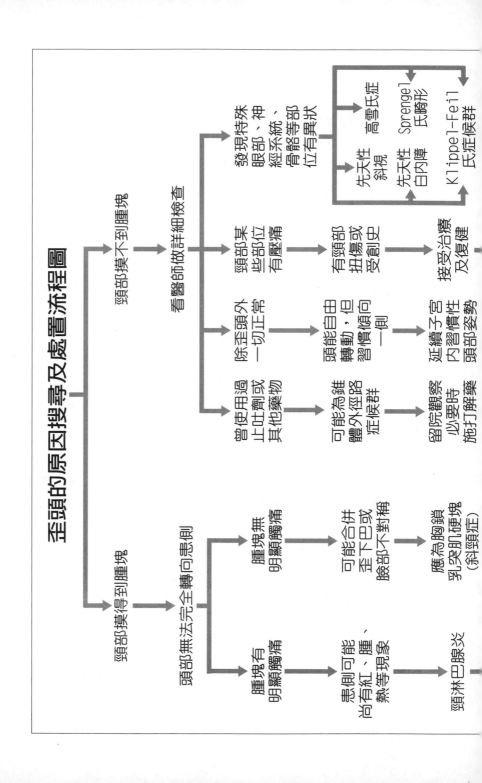

頸部摸得到腫塊

頭部無法完全轉向患側

腫塊有明顯觸痛 → 患側可能有紅、腫、熱等現象 → 頸淋巴腺炎

腫塊無明顯觸痛 → 可能合併歪下巴或臉部不對稱 → 應為胸鎖乳突肌硬塊（斜頸症）

頸部摸不到腫塊

看醫師做詳細檢查

曾使用過止吐劑或其他藥物 → 可能為錐體外徑路症候群 → 留院觀察必要時施打解藥

除歪頭外一切正常 → 頭能自由轉動，但習慣傾向一側 → 延續子宮內習慣性頭部姿勢

頸部某些部位有壓痛 → 有頸部扭傷或受創史 → 接受治療及復健

發現特殊眼部、神經系統、骨骼等部位有異狀 → 先天性斜視 高雪氏症 / 先天性白內障 Sprengel氏畸形 / Klippel-Feil氏症候群

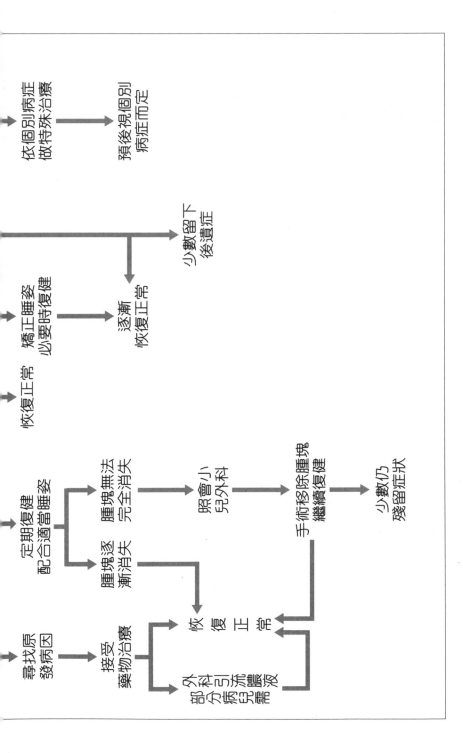

③ 頭型不正常

　　覺得小寶寶的頭型不正常或是長歪了的家長們最好先弄清楚，到底您的小寶寶是頭部長得不對稱？還是臉孔長得一邊大一邊小？或是頭顱變了型？脖子有無腫塊而致歪一邊？若是您家小寶貝臉蛋端正，脖子也沒偏向一邊，轉頭也沒有困難，只是頭皮浮腫或是頭頂拉長變型，那八成是良性的「產瘤」（Caput succedaneum）。

　　「產瘤」乃是由於胎兒頭部在自然生產時，受到產道長時間的擠壓，而造成了頭皮水腫，通常會在三天後消失（見附圖四「產瘤圖」）；也有的是小寶寶的頭部在經歷生產時的擠壓，導致頭骨骨膜下出血，形成頭皮血腫（Cephalohematoma），大都出現在頭頂的單側或兩側，不會超過中線，摸起來很軟且有波動性（見附圖五「頭皮血腫圖」），這種情況只要不併發細菌感染或出血不止，一般而言也都屬良性，會在幾個星期後自行吸收而消失無蹤，少數案例則會鈣化，形成無害的硬塊，與頭骨融合。

　　比較教人擔心的情況則是腱膜下血腫（一種十分嚴重的頭皮部位出血）、半邊肥大症、先天性骨縫過早癒合或斜頸症等所造成的歪頭或頭型不正常，需要家長小心分辨，並儘早找醫生做正確的診斷及必要的治療。以下「頭型不正常的原因搜尋及處置流程圖」（見第28頁）可給各位家長一個簡要的參考。

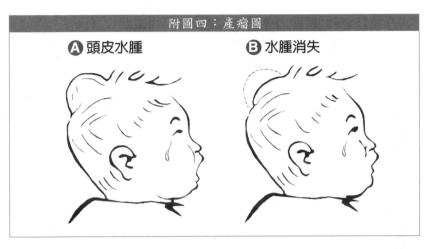

附圖四：產瘤圖

Ⓐ 頭皮水腫　　Ⓑ 水腫消失

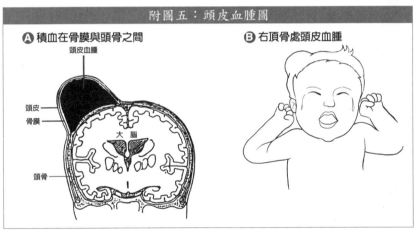

附圖五：頭皮血腫圖

Ⓐ 積血在骨膜與頭骨之間

頭皮血腫

頭皮
骨膜
大腦
頭骨

Ⓑ 右頂骨處頭皮血腫

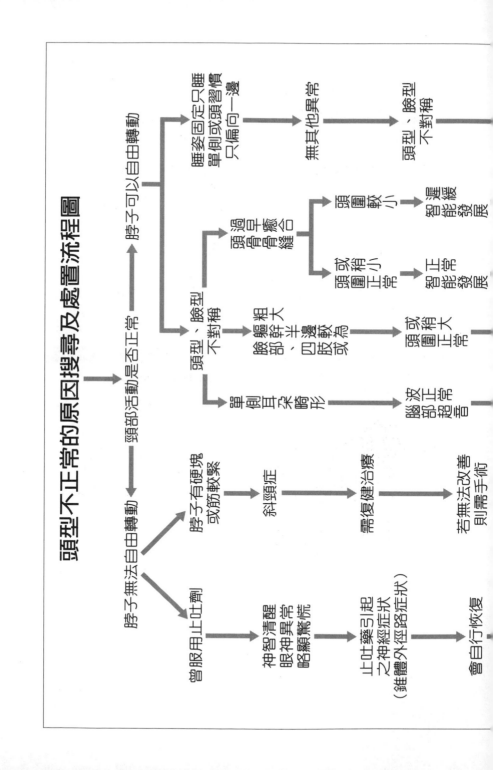

頭型不正常的原因搜尋及處置流程圖

頭型不正常的原因搜尋及處置流程圖

脖子無法自由轉動

脖子可以自由轉動 —— 頸部活動是否正常

脖子可以自由轉動

曾服用止吐劑

脖子有硬塊或筋軟緊

斜頸症

需復健治療

若無法改善則需手術

神智清醒眼神異常略顯驚慌

止吐藥引起之神經外徑路症狀（錐體外徑路症狀）

會自行恢復

頭型、臉型不對稱

單側耳朵畸形

腦波正常腦部超音

臉部軀幹粗大半邊，四肢較為或

頭圍正常或稍大

頭骨骨縫過早癒合

頭圍正常或稍小

智能發展正常

頭圍較小

智能發展遲緩

睡姿固定只睡單側或頭習慣只偏向一邊

無其他異常

頭型、臉型不對稱

情況較嚴重
者可打解藥

提早發現治療，
預後大都良好

局部性先天異常 → 在整形外科及耳鼻喉科追蹤治療 → 智能通常正常

智能發展正常 → 半邊肥大症 → 多為良性狀況 → 定期超音波檢查看有無內臟腫大 → 視個別情況做必要處理

最可能是頭骨骨縫過早癒合症候群 → 大都為良性狀況 → 密切觀察與追蹤檢查 → 必要時需做開顱術

染色體異常或其他先天性畸形 → 長期復健及必要之其他治療

良性狀況 → 可以逐漸調整睡姿加以矯正

4 頭上腫包包

　　在一般人的印象當中，小寶寶的頭型雖與成人略有不同，但是總不脫圓潤可愛的模樣。如果發現寶寶的頭上竟然腫個包包時，無不大吃一驚，這可是非同小可的事，莫非小奶娃有頭部外傷？不小心撞到頭、傷到腦？或是婦產科醫師接生技術欠佳，把孩子的頭生成這樣子？還是孩子頭部長了瘤？會不會有生命的危險？需不需要開刀？

　　其實與其胡思亂想、慌成一團，倒不如先仔細觀察寶寶的生理狀況：血色是否正常？胃口、活動力可還好？臉部表情是否正常、安詳？生活作息有無異樣？腫起處及週遭是否有紅腫發炎或逐漸擴大的現象？並進一步瞭解腫塊的位置、大小及外表的狀況，以便帶孩子看醫生時，提供醫生有用的第一手資料，有助於診斷與採取必要的治療。

　　會造成小寶寶頭上腫個包包的可能原因，雖然大多數為良性，不過卻不可以忽略其暗藏危機的可能性。當發現寶寶的頭臉部有腫塊時，千萬不要掉以輕心，應仔細觀察寶寶的氣色、活動力、精神狀況、胃口的好壞，以及腫塊是否有發炎現象？會不會越變越大等情況。若有任何異樣，或覺得不太有把握時，便應即刻尋醫以獲得正確而及時的診治。

　　「頭上腫包包原因搜尋及處置流程圖」(見第34頁) 提供給各位家長和關心兒童健康的朋友一個簡便而實用的參考，以便及時發掘問題，做好必要的處理與後續的照護，讓小寶寶的健康更加有保障。

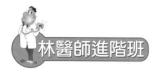

· 頭上腫包包的原因：

1.胎頭水腫塊（Caput succedaneum）

又稱作產瘤（見第27頁附圖四），是一種相當常見的狀況，乃因生產時胎兒頭部經過產道受到擠壓所造成的頭皮水腫，通常位於頭頂，拉長而變形，乍看之下很像「埃及豔后頭」。水腫塊的發生與接生醫師的技術好壞無關，多見於第一胎或產程較長者，大都為良性，一出生即可觀察到，而在三～五天內自然消失。（參見第1章「頭型不正常」一節）

2.頭皮血腫（Cephalohematoma）

多數與生產有關，有時是以真空吸引輔助生產所致，在頭骨（尤其是頂骨）與骨膜間發生出血現象，由血液蓄積而成，其範圍不會超過骨與骨之聯接線，摸起來軟軟的且有波動性，出現部位可以在頭頂的一側或兩側。（參見第1章「頭型不正常」一節）剛出生時並不明顯，而於一兩天之後才逐漸形成；此種情況通常經過幾個星期後會自然吸收而消失，少數則會鈣化而變成突起的「包包頭」式硬塊，不過等孩子的頭慢慢長大，硬塊便會漸趨不明顯。（見第27頁附圖五）

頭皮血腫絕對禁止用針抽吸積血，因為容易引起細菌感染。只有在血腫塊有發炎現象時，才可以由小兒外科醫師加以清除，否則應耐心等候其自行消褪。部份有頭皮血腫的新生兒可能產生較高的黃疸，也須特別注意。

3.前囟門鼓起 (Bulging anterior fontanelle)

當腦壓因水腦症、腦出血、硬腦膜下過度積水、腦膜炎或腦瘤等因素而上升時,囟門尚未癒合的小寶寶便會囟門鼓起,具體反應出過高的頭顱內壓力,這是個危險的徵象,必須儘快尋醫求治。

不過有時前囟門的鼓起是因為玫瑰疹的關係,或是當寶寶死命哭泣、用力過度時,也會使囟門暫時突起。

另一個罕見的因素則是藥物的副作用所導致,例如四環素、長期使用類固醇或維生素A中毒,稱作「假性腦瘤(Pseudotumor cerebri),只要找出致病因加以矯正或去除,便會改善,大都屬良性狀況。(參見第1章「囟門怎麼鼓起來了?」一節)

4.卡非氏症 (Caffey's disease)

此症又稱「嬰兒期骨皮質過度增生症」(Infantile cortical hyperostosis),是一種非常罕見的骨骼間歇性發炎腫脹的疾病。病因不明,好發部位為下顎骨、鎖骨,有時也犯及其他骨骼,常伴隨發燒、哭鬧、食慾欠佳等症狀,腫脹處並不會出現發紅、發燙的現象,而且也找不到細菌感染的證據,不需特殊治療,幾個月內狀況會逐漸自行緩解,最常發生在兩週到六個月大的小嬰孩。

5.皮下結節 (Subcutaneous nodules)

是一種相當常見的狀況,通常在後腦勺或是兩側耳朵後方部位,可以摸到皮膚下方有黃豆或綠豆大小、像橡皮擦一樣的硬度、可以移動的小腫塊,稱為皮下結節;只要沒有合併紅腫疼痛等發炎現象,便不需擔心,大都為良性狀況。

6.頭部外生骨贅（Exostosis）

乃是頭骨局部過度增生而呈隆起現象，不痛也不癢，最常見於五至十五歲的兒童，隨著孩子的成長會有逐漸變大的趨勢，至青春期過後才穩定下來，常為多發性。因為良性，故不需特殊治療。

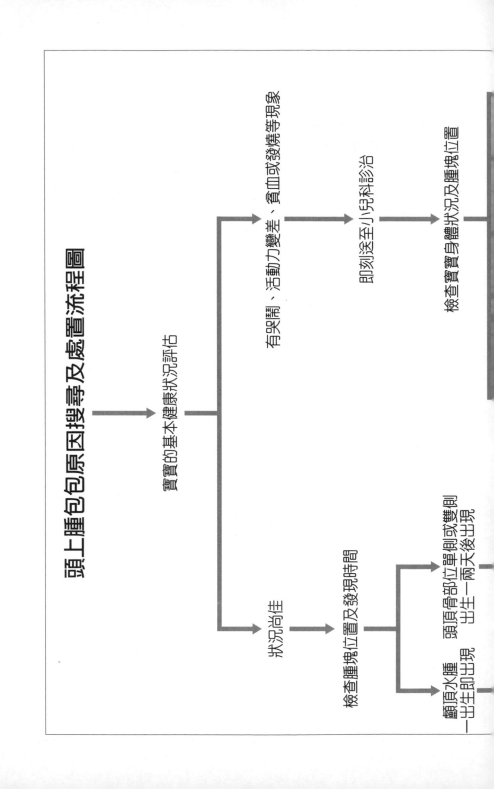

頭上腫包包原因搜尋及處置流程圖

寶寶的基本健康狀況評估

有哭鬧、活動力變差、貧血或發燒等現象

即刻送至小兒科診治

檢查寶寶身體狀況及腫塊位置

狀況尚佳

檢查腫塊位置及發現時間

頭頂骨部位單側或雙側 出生一兩天後出現

顱頂水腫 一出生即出現

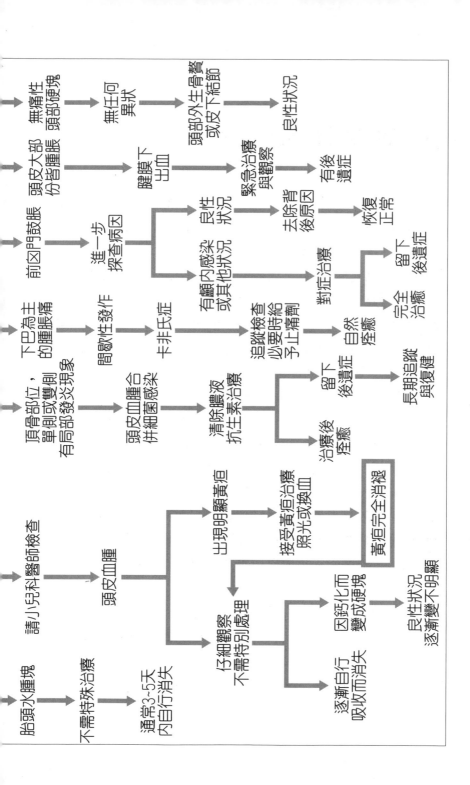

⑤ 囟門怎麼鼓起來了？

　　在寶寶的小腦袋上有幾個明顯的柔軟部份和縫隙，如：前囟門、後囟門、冠狀縫、矢狀縫、人字縫、前額縫等（見第15頁附圖一）。將顱骨分割成好幾片可以滑動、擴張，甚至變形的小片頭骨，如額骨、顳骨、頂骨、枕骨等，隨著胎兒腦容量的逐漸增加，顱骨可以隨之自由地擴展體積，不受任何限制。等到要出生的時候，通過產道狹窄空間的漫長過程，寶寶的頭顱因能自行滑動，組成最適合產道，最能承受生產壓力的頭型（此稱為鑄模現象），而使腦神經系統免於傷害，因此自然生產的新生兒頭型會相當怪異，但出生幾天後又會自動恢復正常。

　　這些囟門與骨縫會在十八個月內陸續自動關閉、癒合，僅留有少數已變得相當不明顯的小縫隙提供孩子未來繼續成長的空間。由此得知，囟門及骨縫對寶寶腦神經系統的發育，以及正常功能的發揮，有舉足輕重的功能，同時藉由這些與大腦只隔著一層薄膜的部位，可以間接觀察腦部的情況及顱內壓力的變化，所以寶寶囟門的突起或塌陷自是不能等閒視之。異常的囟門膨出是在告訴家長或醫護專業人員：「寶寶的腦袋裡面有狀況了！請趕快採取必要的步驟吧！」

　　以下的「囟門突起的原因搜尋及處置流程圖」（見第38頁）便是要助各位家長一臂之力，對這個重要的問題有清楚的概念，有備無患。若真的不幸寶寶有了狀況，也能臨危不亂，按部就班地做好必要的處置，讓自己的心肝寶貝轉危為安！

⑥ 頭會不會太小？

　　小寶貝頭太小，尤其指頭圍小於第三百分位，可能始自胎兒時期，也可能是出生後某個階段才開始落後，不管怎樣，經仔細測量，若孩子的頭圍確實小於正常值時，應同時觀察孩子智能發展的狀況，是否也有問題？動作協調能力是否正常？其他的生長發育指標如體重、身長等是否也有異常？甚至應追溯到家族史及母親懷孕過程當中，有無特殊事故等情況。

　　常見頭圍太小的因素有：懷孕週數評估錯誤而造成的誤判（例如：其實是早產兒，被誤以為是足月兒，而以足月兒標準看待之。）、家族遺傳性小頭症（部份為良性）、染色體異常、某些先天性畸形症候群、先天性感染症、中樞神經發育不良等情況。

　　除少數情況屬於良性之外，頭圍過小通常表示孩子的大腦發育有了問題，功能多少會受到影響。所以一察覺孩子有頭圍過小的狀況，一定要儘快找小兒科醫師做進一步的檢查與評估，視情況決定應否照會小兒神經科、小兒心智科及小兒遺傳科等次專科的專家，並做必要的復健與治療。以下的「頭是否太小的原因搜尋及處置流程圖」（見第40頁），提供給各位家長參考。

囟門突起的原因搜尋及處置流程圖

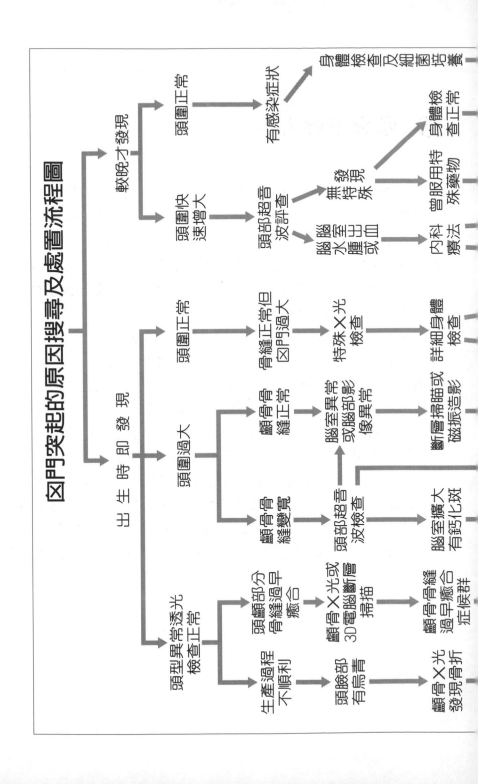

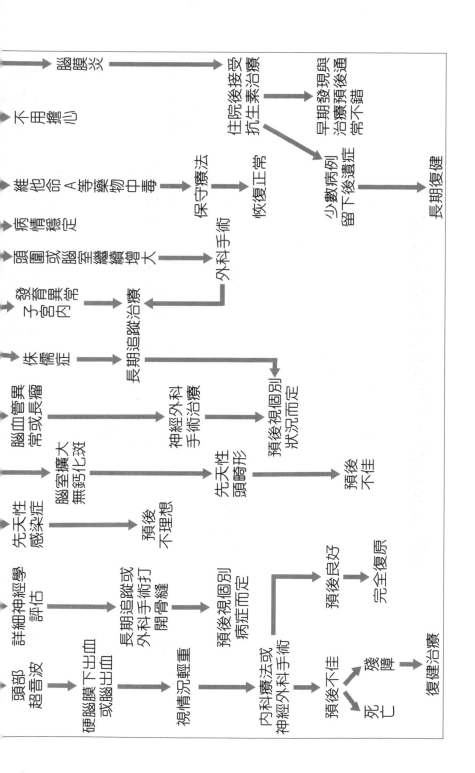

頭是否太小的原因搜尋及處置流程圖

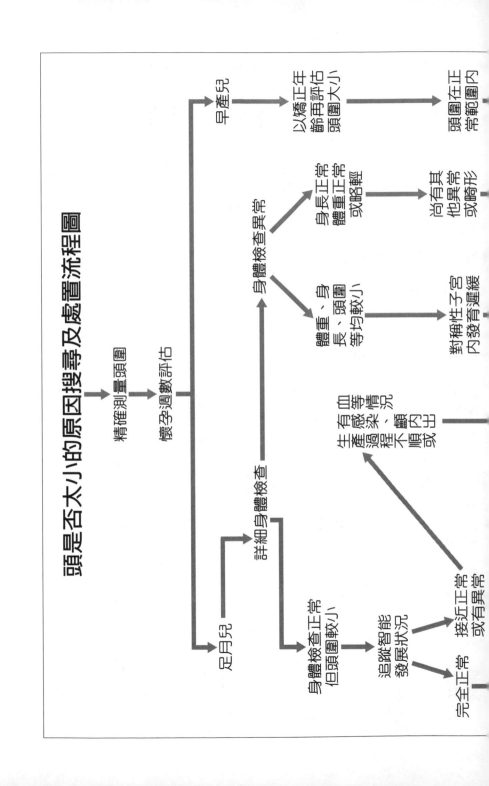

精確測量頭圍

懷孕週數評估

早產兒 → 以矯正年齡再評估頭圍大小 → 頭圍往正常範圍內

身體檢查異常 → 身長正常體重正常或略輕 → 尚有其他異常或畸形

身體檢查異常 → 體重、身長、頭圍等均較小 → 對稱性子宮內發育遲緩

足月兒 → 詳細身體檢查

詳細身體檢查 → 身體檢查正常但頭圍較小 → 追蹤智能發展狀況

追蹤智能發展狀況 → 接近正常或有異常

追蹤智能發展狀況 → 完全正常

生產過程不順或有感染、顱內出血等情況

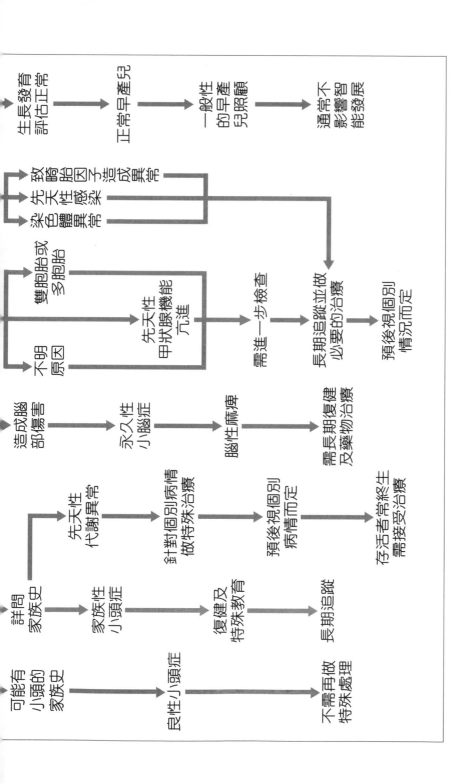

2

關於耳鼻口的症狀

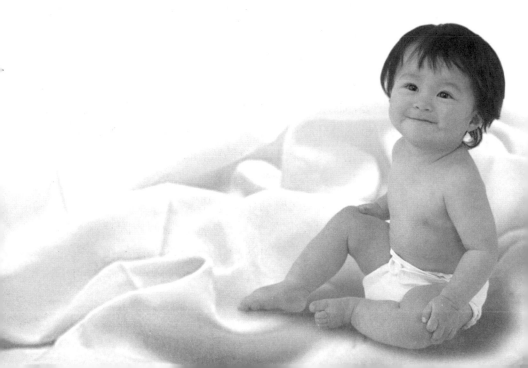

1 口臭

　　口臭並非大人的專利,口中無齒或少齒的小娃兒也可能會有口臭,此乃因口臭不單只是源自蛀牙或口腔衛生不佳而已。所以當您聞到自家寶貝嘴巴冒出陣陣異味時,不要訝異,而要找醫生徹底檢查,追查出可能危害寶寶身體健康的因素,接受必要的治療,以便早日恢復正常。底下且讓我們一起來探討小朋友口臭的成因,以便於找出適當的處理對策。

　　由於口腔位居臉龐要津,四通八達,上經鼻咽腔通鼻子,再與鼻竇相溝通,又轉經鼻淚管連接眼睛與淚囊,也由耳咽管和中耳腔相銜接,往後下方則與食道、氣管連通,口腔本身鋪滿富含血管的黏膜,也有舌頭、懸雍垂、會厭軟骨、牙齦、牙齒、唾液腺等成員,所有以上提及的結構和密切相連的器官若有病變,都可能形成口臭。

　　比較常見的原因有咽峽炎、手足口病、泡疹性牙齦口腔炎、急性扁桃腺炎、鵝口瘡、鼻竇炎、鼻涕倒流,或鼻塞長期張口呼吸、萎縮性鼻炎、鼻中塞入異物造成鼻蓄膿,已長乳牙孩子的嚴重齲齒及牙縫中塞了食物、氣管擴張症、肺膿瘍、胃發炎、慢性消化不良等狀況都會造成口臭;大孩子或成人相當常見,因吃大蒜或食用某些特殊食物或藥品(例如Alinamin-F)而引起的口腔怪味,在嬰幼兒則相當少見。

　　當然除了前述的理由之外,缺少水份攝取或因感冒、腹瀉而有脫水現象的孩子,嘴巴也常會出現異味,由於發高燒而口乾舌燥的小朋友,也會產生口臭。有一些內分泌疾病的小病

人,口腔會發出奇怪的味道;還有極少數極端罕見且嚴重的先天性代謝疾病,如有機酸血症、尿素循環代謝異常、暫時性高血氨症等,以及嚴重的肝衰竭,病兒的身上及口中會散發出阿摩尼亞(氨揮發出來的氣味)或類似發霉、腥臭的怪味。

　　林林總總會造成口臭的原因,讓家長不知道如何追尋病因,下文的「口臭原因搜尋及處置流程圖」(見第46頁)可提供大家一個較清楚的輪廓,自助式地為孩子找尋合理的成因,以供尋醫求治時的最佳參考。不過一般而言,一個幾乎沒有任何不舒服症狀的孩子,若有口臭,最可能的兩個原因,一個是鼻子裡有異物造成發臭化膿,另一個則是緊密的牙縫中塞入的食物發酵、發臭而產生的異味。

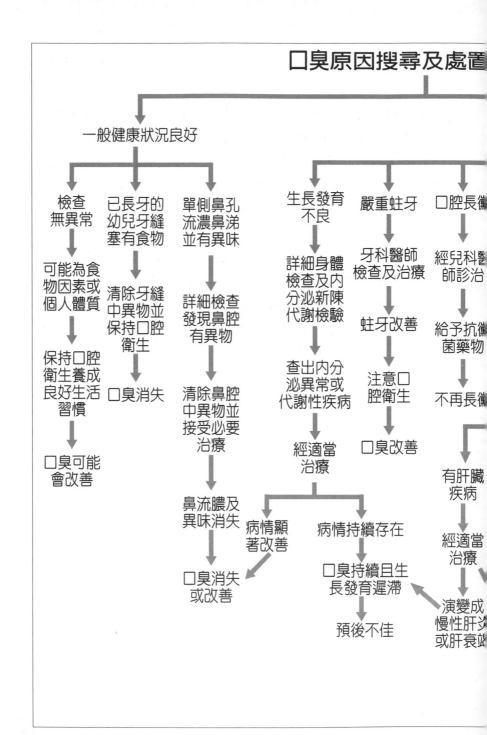

口臭原因搜尋及處置

一般健康狀況良好

檢查
無異常

可能為食
物因素或
個人體質

保持口腔
衛生養成
良好生活
習慣

口臭可能
會改善

已長牙的
幼兒牙縫
塞有食物

清除牙縫
中異物並
保持口腔
衛生

口臭消失

單側鼻孔
流濃鼻涕
並有異味

詳細檢查
發現鼻腔
有異物

清除鼻腔
中異物並
接受必要
治療

鼻流膿及
異味消失

口臭消失
或改善

病情顯
著改善

生長發育
不良

詳細身體
檢查及內
分泌新陳
代謝檢驗

查出內分
泌異常或
代謝性疾病

經適當
治療

病情持續存在

口臭持續且生
長發育遲滯

預後不佳

嚴重蛀牙

牙科醫師
檢查及治療

蛀牙改善

注意口
腔衛生

口臭改善

口腔長簍

經兒科醫
師診治

給予抗徽
菌藥物

不再長簍

有肝臟
疾病

經適當
治療

演變成
慢性肝炎
或肝衰竭

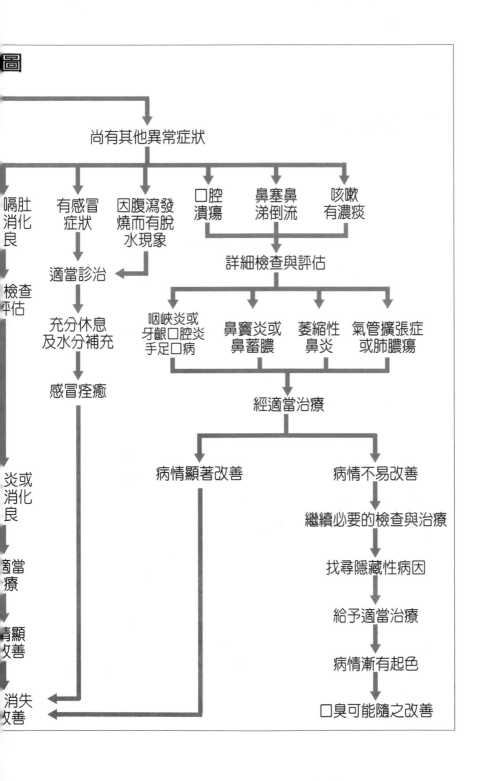

圖

尚有其他異常症狀

嗝肚消化良　　有感冒症狀　　因腹瀉發燒而有脫水現象　　口腔潰瘍　　鼻塞鼻涕倒流　　咳嗽有濃痰

檢查評估　　適當診治　←

炎或消化良　　充分休息及水分補充　　詳細檢查與評估

適當療　　感冒痊癒　　咽峽炎或牙齦口腔炎手足口病　　鼻竇炎或鼻蓄膿　　萎縮性鼻炎　　氣管擴張症或肺膿瘍

情顯改善　　經適當治療

消失改善　←　病情顯著改善　　病情不易改善

繼續必要的檢查與治療

找尋隱藏性病因

給予適當治療

病情漸有起色

口臭可能隨之改善

2 聲音沙啞

　　嬰幼兒稚嫩而隨興所發出來的聲音,是世上最清純、悅耳的音律。雖然不是每位家長都同意小寶寶哭聲美妙動聽,尤其當家有夜啼郎或磨娘精,每到晚上便死命啼哭,難以哄騙,更會讓沒睡好覺而頭昏腦脹、黑著眼圈去上班的家長既心急、又頭痛,想到漫漫長夜又要無助地面對寶寶的哭鬧,就不禁心頭涼了半截,當然不可能會覺得小嬰兒的哭聲有多悅耳了。

　　不過不可否認的,幾乎沒有人會反對「小寶寶的聲音是清脆、稚嫩而且音調較高」這樣的說法。當小寶貝的聲音變得粗嘎、沙啞甚至發不出聲音來的時候,沒有家長不緊張萬分的。到底是什麼因素讓寶寶「變聲」的?這些致因當中有沒有潛在的危險性,可能會威脅寶寶的生命,或可能干擾孩子的生活作息?進而妨礙孩子的生長與發育情況?答案顯然是肯定的,有不少會造成聲音沙啞無法改善,甚至逐漸惡化的疾病,如果不及早診治,確實會對孩子的健康狀況有不良的影響。

　　大多數可能造成寶寶聲音沙啞的原因,都有臨床的嚴重性,必須儘快尋求小兒科及小兒耳鼻喉科醫師的診治,甚至還需轉介至小兒神經科、小兒心臟科、小兒遺傳科或小兒血液腫瘤科做進一步的檢查及治療。當小寶貝除了嗓音嘶啞之外,若同時合併有高燒、呼吸急促、頭頸部浮腫、呼吸有喘鳴音、吞嚥困難、躁動不安、外表畸形、唇色或膚色蒼白或發紫等特殊狀況當中的任一項時,則絕不可等閒視之,而應當視為特殊緊急狀態,必須趕緊護送孩子到醫療設備齊全,具有小兒急救加

護團隊的醫院去接受治療與照護。以下為「聲音沙啞原因搜尋及處置流程圖」（見第50頁），提供給各位關心孩子健康的家長一個簡便而實用的參考。

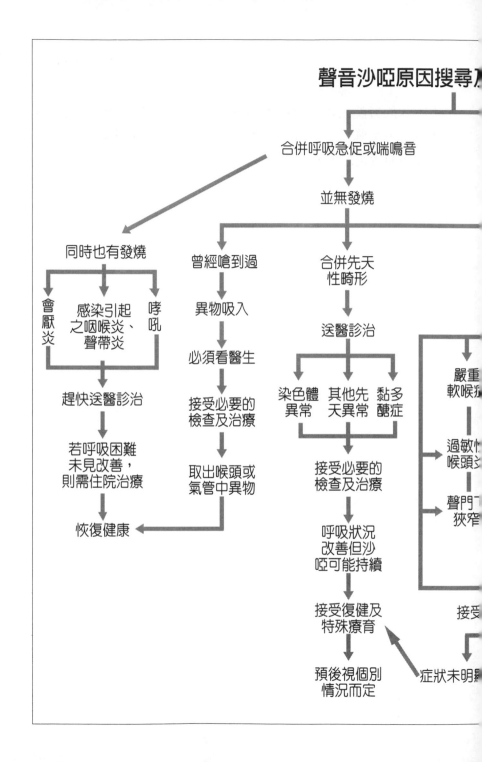

聲音沙啞原因搜尋

合併呼吸急促或喘鳴音

並無發燒

同時也有發燒　　　曾經嗆到過　　　合併先天
　　　　　　　　　　　　　　　　　　　性畸形

會　感染引起　哮　異物吸入　　送醫診治
厭　之咽喉炎、　吼
炎　聲帶炎　　　　　必須看醫生　　染色體　其他先　黏多　　　嚴重
　　　　　　　　　　　　　　　　　異常　天異常　醣症　　軟喉症
　　　　　　　　　　接受必要的
　趕快送醫診治　　　檢查及治療　　　　　　　　　　　　　　過敏性
　　　　　　　　　　　　　　　　　接受必要的　　　　　喉頭炎
　若呼吸困難　　　　取出喉頭或　　檢查及治療
　未見改善，　　　　氣管中異物　　　　　　　　　　　　　聲門下
　則需住院治療　　　　　　　　　　呼吸狀況　　　　　　　狹窄
　　　　　　　　　　　　　　　　　改善但沙
　　恢復健康　　◄　　　　　　　　　啞可能持續

　　　　　　　　　　　　　　　　　接受復健及　　　　　　接受
　　　　　　　　　　　　　　　　　特殊療育

　　　　　　　　　　　　　　　　　預後視個別　　　　　　症狀未明顯
　　　　　　　　　　　　　　　　　情況而定

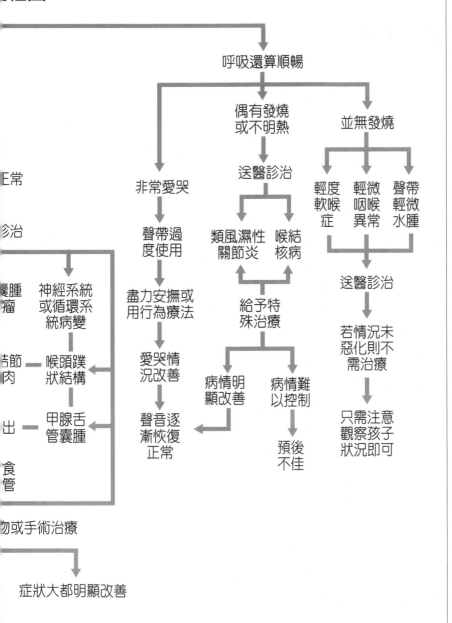

流程圖

呼吸還算順暢

偶有發燒
或不明熱

並無發燒

正常

診治

非常愛哭

送醫診治

輕度
軟喉
症

輕微
咽喉
異常

聲帶
輕微
水腫

囊腫
瘤

神經系統
或循環系
統病變

聲帶過
度使用

類風濕性
關節炎

喉結
核病

結節
肉

喉頭蹼
狀結構

盡力安撫或
用行為療法

給予特
殊治療

送醫診治

出

甲腺舌
管囊腫

愛哭情
況改善

病情明
顯改善

病情難
以控制

若情況未
惡化則不
需治療

食
管

聲音逐
漸恢復
正常

預後
不佳

只需注意
觀察孩子
狀況即可

物或手術治療

症狀大都明顯改善

3 牙痛

相信很多人都聽過：「牙痛不是病，痛起來要人命。」這句話。事實上牙痛真的不是病，它只是疾病的症狀，一種相當困擾人且讓人難以忍受的一種狀況，通常意味著該是看牙醫的時候了。

不過預防牙痛貴在平日的保健，注意口腔衛生，定期接受牙醫師的檢查及護齒指導，才不至於無預警地遭到牙疼的侵襲，又要賠上牙齒甚至身體的健康，那才划不來。在兒童齲齒盛行率高達八、九成的今天，加強口腔衛生及牙齒保健的觀念勢在必行，也是治本的良方，不過卻有長遠的路要走。

對於目前到處都是一口爛牙的孩子們來說，當務之急乃是趕緊提醒家長帶孩子去看牙醫，接受牙醫師專業的矯治；千萬不要存有「等著換牙再說」的心態，免得突然碰上孩子牙疼發作或併發膿瘍蜂窩組織炎時，麻煩就大了。

牙齒有毛病並不一定會牙痛，例如當有較長牙根的牙齒有問題時，很可能是以臉頰腫痛、甚至頭痛來表現；反過來說，覺得牙齒不舒服倒也不見得都是牙齒在作怪，牙齒週遭的組織器官可能都有嫌疑。

當孩子喊說牙齒疼時（見附表二「兒童臉譜疼痛評估量表」），請各位家長仔細觀察孩子的狀況，測量體溫，檢查口腔、牙齒、牙齦及頭頸部看看有無異狀，並採取必要的處理。

下文的「牙齒痛原因搜尋及處置流程圖」（見第54頁）提供給各位家長一個簡要的參考。

附表二：「兒童臉譜疼痛評估量表」

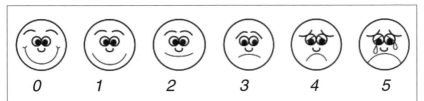

∴向孩童解釋每一臉譜的表情代表意義，從沒有疼痛感覺（即0）到非常痛的感覺（即5）。臉譜0為非常快樂，沒有任何的疼痛；臉譜1為一點點痛；臉譜2為稍微痛一點；臉譜3為更加的痛；臉譜4為很痛；臉譜5為非常痛，痛到想哭泣。詢問孩童哪一張臉譜表情最能表達自己的疼痛感覺。此量表較適用於3歲以上的孩童。家長也可觀察嬰幼兒於疼痛發作時的臉部表情，對照臉譜量表，評估其疼痛程度。

（來自Wong DL : Whaley & Wong's Nursing Care of Infants and Children , 5thed , St Louis , 1995 , Mosby.）

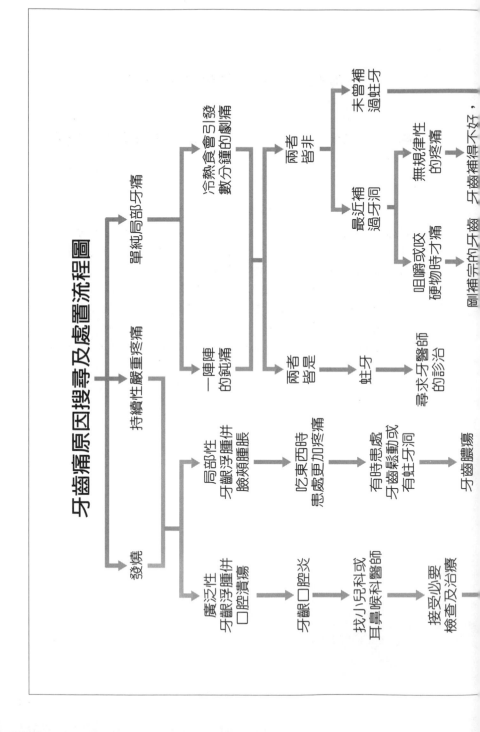

牙齒痛原因搜尋及處置流程圖

牙齒痛

發燒

廣泛性牙齦浮腫伴口腔潰瘍 → 牙齦口腔炎 → 找小兒科或耳鼻喉科醫師 → 接受必要檢查及治療

局部性牙齦浮腫伴臉頰腫脹 → 吃東西時患處更加疼痛 → 有時患處牙齒鬆動或有蛀牙洞 → 牙齒膿瘍

持續性嚴重疼痛

一陣陣的鈍痛 → 兩者皆是 → 蛀牙 → 尋求牙醫師的診治

單純局部牙痛

冷熱食會引發數分鐘的劇痛 → 兩者皆非

- **未曾補過蛀牙** → (牙齒補得不好，剛補完的牙齒…)

- **最近補過牙洞**
  - 無規律性的疼痛
  - 咀嚼或咬硬物時才痛

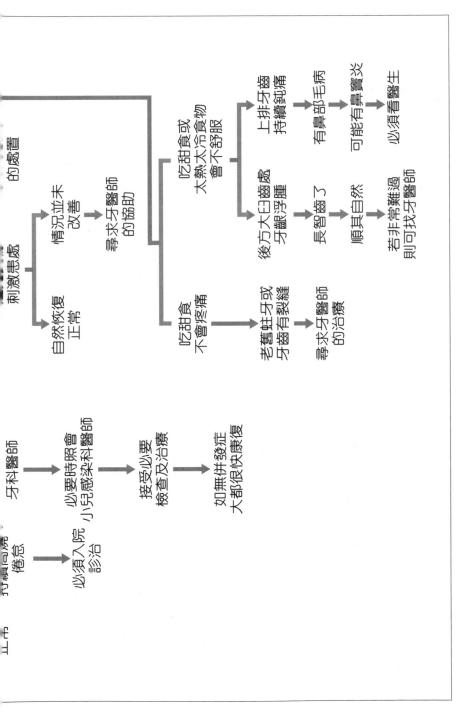

正常

按順向癒 倦怠

牙科醫師

刺激患處 　的處置

必須入院診治

必要時照會小兒感染科醫師

接受必要檢查及治療

如無併發症大都很快康復

自然恢復正常

情況並未改善 → 尋求牙醫師的協助

吃甜食或大熱大冷食物會不舒服

吃甜食不會疼痛 → 老舊蛀牙或牙齒有裂縫 → 尋求牙醫師的治療

上排牙齒持續鈍痛 → 有鼻部毛病 → 可能有鼻竇炎 → 必須看醫生

後方大臼齒處牙齦浮腫 → 長智齒了 → 順其自然 若非常難過則可找牙醫師

4 聽不見

　　當別人家的孩子開始牙牙學語，回應爸媽充滿關愛與期待的話語，甚至也對週遭的聲源開始有反應的時候，有的寶寶卻越來越加惜言如金，靜悄悄一無聲響，連爸爸、媽媽也不叫一聲。家長的疑慮逐漸加深，腦中開始浮現一個令人不敢相信也不願面對的殘酷問題：孩子是不是聽不見？是不是不會說話？

　　聽覺是人類最重要的感覺功能之一，也是語言發展的重要關鍵，是每個人與外界溝通時依賴最深的功能。無聲的世界未必見得會影響到智能的發展，但總是一項令人遺憾的重大缺憾，需要及早發現及尋求專業團隊的協助，以減低聽障所帶來的衝擊和負面影響。

　　依據醫學的統計，聽障的發生率為每一千名新生兒當中至少有0.5到一人，其成因主要有基因缺陷（如俗稱藍眼睛寶寶的瓦登柏革氏症）、染色體異常（如唐氏症、貓啼症）、先天性感染（如先天性德國麻疹症候群）、產傷（新生兒窒息、缺氧、腦出血）、中樞神經感染（腦膜炎、腦炎）、新生兒期疾病（如核黃疸）、耳部疾病（中耳炎、中耳積水等）、藥物化學物的傷害（如具耳毒性之抗生素氨基配糖體的使用等）等，尚有為數不少原因不明者，在在考驗醫療專業人員的臨床處理方式，以及家長的配合與因應之道。不過聽障的首要處理原則貴在能早期發現——最好能在六個月大到一歲之間，最遲不要晚於一歲半，才能得到良好的治療、復健效果。以下「聽力問題的原因搜尋及處置流程圖」（見第58頁）可以提供給家長一個簡明的參考依據。

5 流鼻血

　　當孩子的鼻孔汩汩流出鮮血時，沒有任何人敢等閒視之，尤其當孩子鼻子血流如注時，有的家長真的會急昏過去的。血液是生命之泉，鼻血流太多會造成貧血，傷害孩子身體，絕大多數的家長都這麼相信著。因此如何預防孩子流鼻血，如何處理流鼻血的狀況，便成為家長十分關心的課題了。

　　其實大部份流鼻血的情況都相當輕微，而且也多為良性疾病所致，因此當家長發現孩子流鼻血時，千萬不要驚慌，先試著自行處理，一邊安撫孩子，讓孩子採坐姿，身子微朝前，同時鼓勵孩子張開嘴巴以口呼吸，一邊觀察血是從那個鼻孔流出，並以拇指及食指向正中部位的鼻中隔方向捏住鼻子，以便壓迫止血。必須避免讓孩子將大量血液吞入肚子，造成刺激而反胃嘔吐。通常只要壓迫約5～10分鐘便可以將血止住，倘若仍無法止血，則需再用手指繼續捏住鼻子，並且趕快送醫治療。

　　當孩子常常有流鼻血的現象時，父母應當配合醫師的建議和處置，讓孩子在接受仔細檢查後，使用必要的藥物治療，有時甚至需用藥膏塗抹鼻腔，同時改善生活環境，養成良好生活習慣，並定期追蹤檢治，才能脫離流鼻血的夢魘。以下「流鼻血原因搜尋及處置流程圖」（見第60頁）應有所幫助。

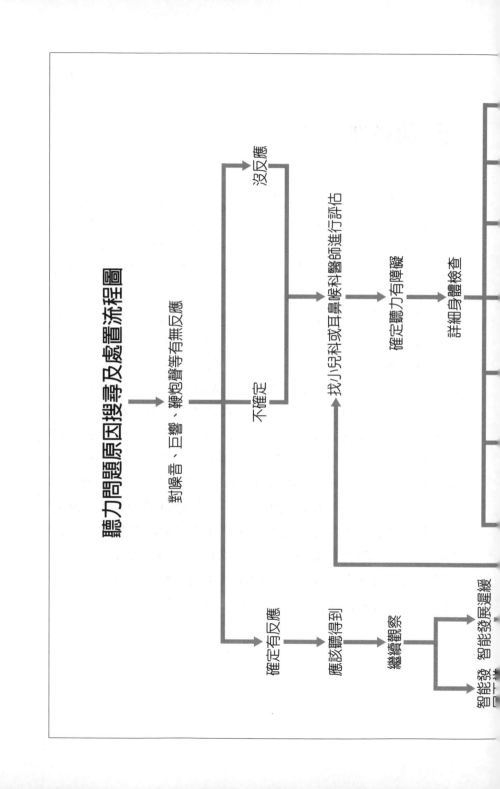

聽力問題原因搜尋及處置流程圖

對噪音、巨響、鞭炮聲等有無反應

確定有反應 → 應該聽得到 → 繼續觀察 → 智能發展正常 / 智能發展遲緩

不確定 / 沒反應

找小兒科或耳鼻喉科醫師進行評估

確定聽力有障礙

詳細身體檢查

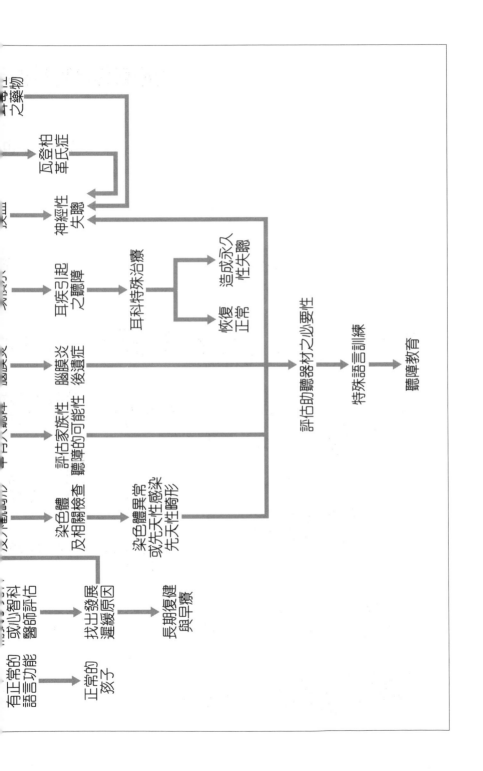

有正常的
語言功能

正常的
孩子

或心智科
醫師評估

找出發展
遲緩原因

長期復健
與早療

染色體
及相關檢查

染色體異常
或先天性感染
先天性畸形

評估家族性
聽障的可能性

腦膜炎
後遺症

耳疾引起
之聽障

耳科特殊治療

恢復
正常

造成永久
性失聰

神經性
失聰

瓦登柏
革氏症

之藥物

評估助聽器材之必要性

特殊語言訓練

聽障教育

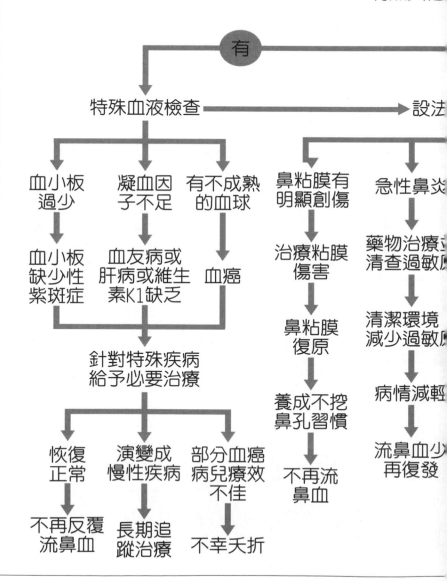

流鼻血原因搜

有無其他

有

特殊血液檢查　　　　　　　　　　　　　　　　　設法

| 血小板過少 | 凝血因子不足 | 有不成熟的血球 | 鼻粘膜有明顯創傷 | 急性鼻炎 |

血小板缺少性紫斑症　　血友病或肝病或維生素K1缺乏　　血癌　　治療粘膜傷害　　藥物治療或清查過敏原

鼻粘膜復原　　清潔環境減少過敏原

針對特殊疾病給予必要治療

養成不挖鼻孔習慣　　病情減輕

恢復正常　　演變成慢性疾病　　部分血癌病兒療效不佳　　不再流鼻血　　流鼻血少再復發

不再反覆流鼻血　　長期追蹤治療　　不幸夭折

處置流程圖

出血？

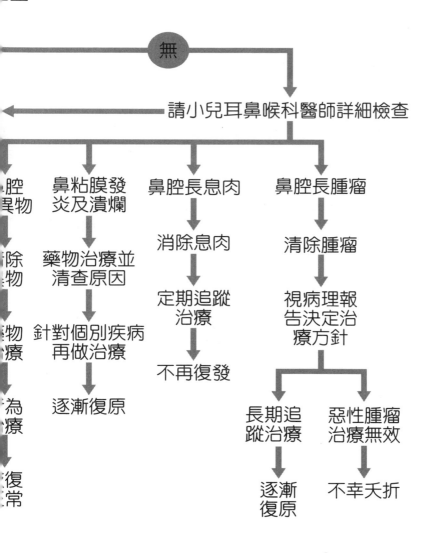

無

請小兒耳鼻喉科醫師詳細檢查

鼻腔異物　鼻粘膜發炎及潰爛　鼻腔長息肉　鼻腔長腫瘤

除物　藥物治療並清查原因　消除息肉　清除腫瘤

物療　針對個別疾病再做治療　定期追蹤治療　視病理報告決定治療方針

為療　逐漸復原　不再復發

復常

長期追蹤治療　惡性腫瘤治療無效

逐漸復原　不幸夭折

6 長牙慢

　　每個家長都希望孩子「早生貴齒」，因為這象徵著孩子重要的發育里程碑，看到小寶貝又多長了點什麼，最讓家人高興又欣慰了。當孩子的牙床上冒出第一顆牙齒來的時候，看起來就像盼到春天的第一株嫩芽一樣，真的會讓許多的阿公、阿媽及爸爸、媽媽們興奮莫名。但是當盼了半天，小寶貝都已經六、七個月大了，或都已經九個多月大了，甚至都滿週歲了，卻還不長牙；人家隔壁小毛才不過五、六個月大，已經長了三、四顆牙了，咱家寶貝還是一點動靜都沒有，讓家長愈加心急如焚，生怕孩子是不是發育不良或得了怪病。猛加營養劑或鈣片的結果，也不見得有效果，這可怎麼辦才好？

　　其實只要孩子的營養攝取正常，生長發育及智能發展都在正常範圍內，外觀也無異常，便不需擔心他長牙快慢的問題。君不見，「飢餓30」海報上的非洲難民兒童，及媒體上屢見不鮮，戰亂、飢荒當中的兒童可憐的身影，瘦小、羸弱的個子，仍舊長了一口的大白牙，顯得相當突兀，也不禁讓人油生同情之心。不過這也相當明白地顯示，長牙與營養狀況之間不必然有相關性，也就是長不長牙、何時會長牙是「天注定」，是由個人的遺傳體質在操控，其他的因素縱有影響，也微不足道。

　　到了胎兒六個月大時，所有的乳牙幾乎都已經發育完成，靜靜地埋藏在牙床裡，安逸地略做萌芽前的準備工作，只等另一個遺傳指令下達，便會一個個冒出頭來，服侍小主人（見附圖六「牙齒的萌發圖」）。不過長牙速度的快慢，以及萌芽的早晚，還

附圖六：牙齒的萌發圖

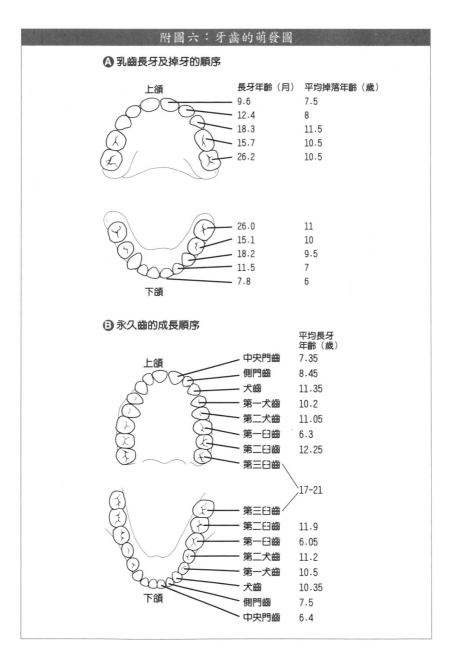

Ⓐ 乳齒長牙及掉牙的順序

上顎　　　　　　長牙年齡（月）　平均掉落年齡（歲）
9.6　　　　　　7.5
12.4　　　　　　8
18.3　　　　　　11.5
15.7　　　　　　10.5
26.2　　　　　　10.5

26.0　　　　　　11
15.1　　　　　　10
18.2　　　　　　9.5
11.5　　　　　　7
下顎　　　7.8　　　　　　6

Ⓑ 永久齒的成長順序

　　　　　　　　　　　　　平均長牙
　　　　　　　　　　　　　年齡（歲）
上顎　　　中央門齒　7.35
　　　　　側門齒　8.45
　　　　　犬齒　11.35
　　　　　第一犬齒　10.2
　　　　　第二犬齒　11.05
　　　　　第一臼齒　6.3
　　　　　第二臼齒　12.25
　　　　　第三臼齒

　　　　　　　　　　17-21

　　　　　第三臼齒
　　　　　第二臼齒　11.9
　　　　　第一臼齒　6.05
　　　　　第二犬齒　11.2
　　　　　第一犬齒　10.5
　　　　　犬齒　10.35
下顎　　　側門齒　7.5
　　　　　中央門齒　6.4

是取決於個人體質，具有相當大的個別差異性；長牙的時間可以慢到一歲之後，甚至到一歲半左右才開始萌出，或是初始正常地長了幾顆牙，接著隔了好久都不見動靜，延緩了順序長牙的時程，或是長出牙齒的次序與一般人認知不同；但是整體檢查起來，孩子生長發育的狀況均稱良好，智能發展亦皆正常，故而可以判斷是正常的生理現象。仔細詢問起來，這些孩子的家人可能小時候也有類似情形，屬於家族遺傳型體質，若仍不放心，可以帶孩子去看兒童牙科門診。

　　當您瞭解了這樣的實情之後，相信會大為放心。若再有疑問，則應儘早請教小兒科或兒童牙科醫師，判明真正的原因，讓孩子得到最適當的照顧，順利地長大成人。以下「長牙慢原因搜尋及處置流程圖」（見第66頁）提供給大家做個參考。

7 愛張開嘴

　　當一個啥事都不太懂的小娃娃，卻一天到晚張大了嘴巴，關心孩子的家長可要多費些心思了。不只要仔細觀察孩子的生長發育狀況，尚需注意孩子的反應及能力發展，萬一有異於尋常的表現，便應儘早帶孩子去看小兒科，甚至小兒神經科、小兒遺傳科或兒童心智科的專科醫師，才能早些查出孩子可能的問題。

　　會造成孩子老是張著嘴巴的因素，主要來自神經或肌肉系統的毛病，其次是長期鼻塞所造成，有時候則是幼兒非常專注入神時的自然表現；也有一些孩子是由於上下顎咬合不正而無法閉上嘴巴。雖然造成孩子老是張著嘴巴的因素眾多，各位家長只要把握住以下七項重要異常症狀，便能察覺真正有問題的孩子，及早求醫以便給予必要的治療與協助：

1.全身軟弱無力。

2.臉部表情呆板，甚至毫無表情。

3.智能發展落在同齡孩童之後。

4.生長發育異常。

5.經常會抽筋。

6.合併有多重的身體畸形。

7.呼吸或攝食有困難。

　　以下是「愛張嘴的原因搜尋及處置流程圖」（見第68頁），提供給各位家長做參考。

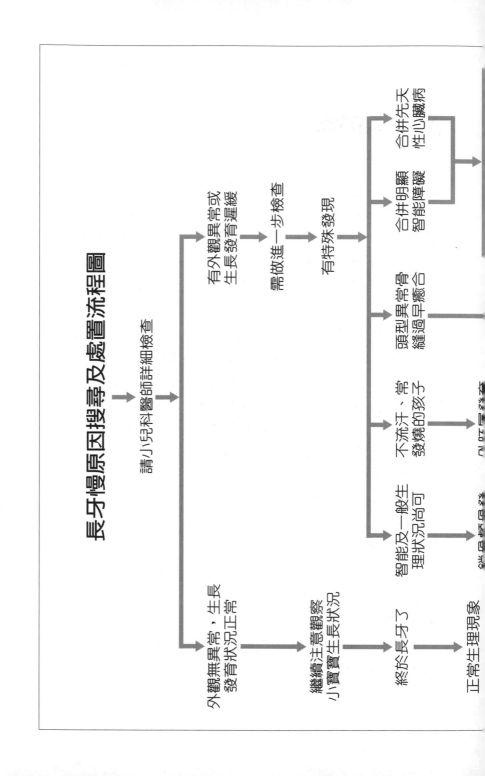

長牙慢原因搜尋及處置流程圖

請小兒科醫師詳細檢查

外觀無異常，生長發育狀況正常

繼續注意觀察小寶寶生長狀況

終於長牙了

正常生理現象

有外觀異常或生長發育遲緩

需做進一步檢查

有特殊發現

智能及一般生理狀況尚可

不流汗、常發燒的孩子

頭型異常骨縫過早癒合

合併明顯智能障礙

合併先天性心臟病

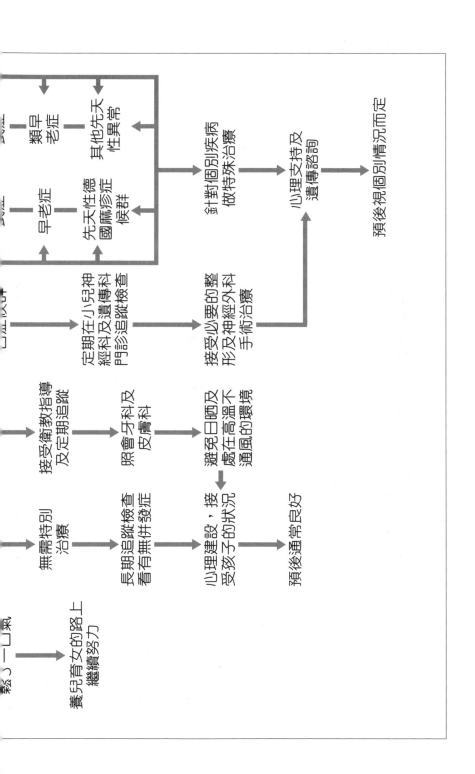

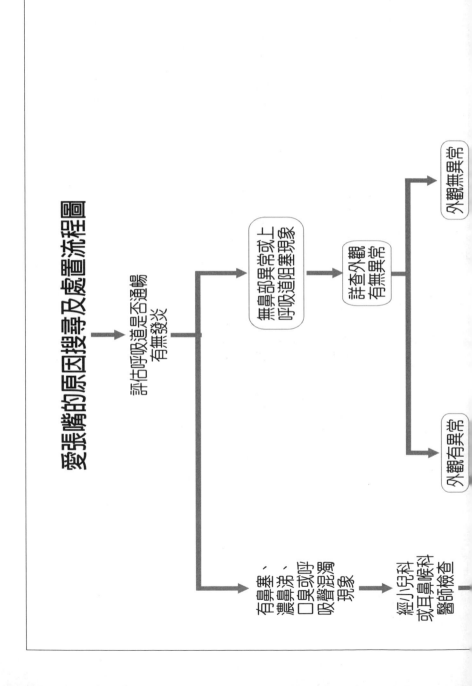

愛張嘴的原因搜尋及處置流程圖

評估呼吸道是否通暢
有無發炎

無鼻部異常或上
呼吸道阻塞現象

詳查外觀
有無異常

外觀無異常

外觀有異常

有鼻塞、
濃鼻涕或呼
口臭或聲混濁
吸聲現象

經小兒科
或耳鼻喉科
醫師檢查

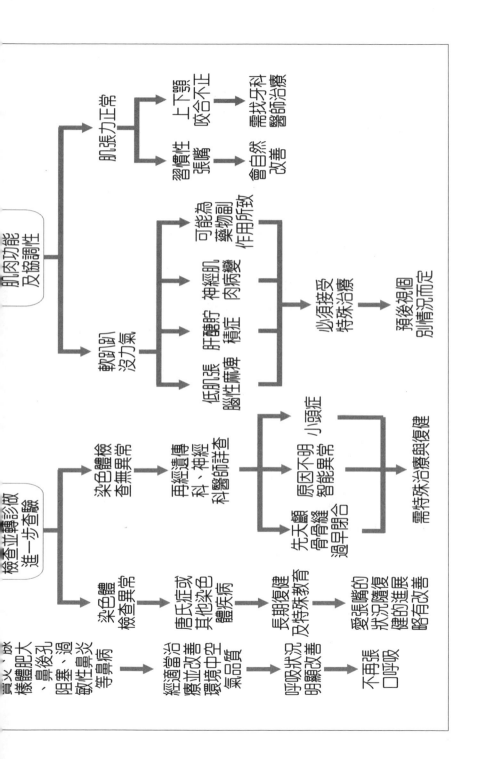

肌肉功能及協調性

肌張力正常

肌張力正常
- 上下顎咬合不正 → 需找牙科醫師治療
- 習慣性張嘴 → 會自然改善

軟趴趴沒力氣
- 低肌張腦性麻痺
- 肝醣肝積症
- 神經肌肉病變
- 可能為藥物副作用所致

必須接受特殊治療 → 預後視個別情況而定

檢查並轉診做進一步查驗

染色體檢查無異常 → 再經遺傳科、神經科醫師詳查
- 先天顱骨縫過早閉合
- 原因不明智能異常
- 小頭症

需特殊治療與復健

染色體檢查異常 → 唐氏症或其他染色體疾病 → 長期復健及特殊教育
- 愛張嘴的狀況隨復健的進展略有改善

鼻炎、咳嗽、腺體肥大、鼻後孔阻塞、過敏性鼻炎等鼻病 → 經適當治療並改善環境中空氣品質 → 呼吸狀況明顯改善
- 不再張口呼吸

8 唇顎裂

當新生寶寶戴著一個具有先天缺陷的小臉蛋誕生到人間時，不知要刺痛多少家長的心，震撼、心碎與不解當中摻雜著不捨。到底為什麼期盼中到來的小寶貝會有這麼一張特殊的臉龐？懷孕期所有該注意的事項全都沒有遺漏，怎麼還會這樣？產前的超音波檢查難道看不出胎兒有缺陷？以後的日子該怎麼辦？孩子要怎麼帶？手術可以彌補唇顎裂這樣的缺陷嗎？這樣的孩子能吃奶、會長大、會像常人一樣地講話嗎？有許許多多的疑問浮現、充塞在家長的心中。這下該如何是好？

首先家長必須先冷靜下來，接受這個雖有點殘酷但是卻有辦法補救的事實。產前診斷的技術近年來固然已有長足進步，不過科技總有盲點，唇顎裂也有程度輕重不等之別，在現實的層面上，並非所有的先天性缺陷都能在懷孕的早、中期被鉅細靡遺地偵測出來。根據統計，唇顎裂的發生率在最近確有逐年減少的趨勢，然而其在新生兒期的發生率仍約有1/600-700之譜；也就是說，台灣地區每年大約會有三百位唇顎裂寶寶出生到人間，其中絕大數都屬於單純性缺陷。所謂單純性唇顎裂，指的是未合併其他身體器官畸形者；可以只有唇裂（又稱兔唇），也可以只有顎裂，有的則是同時合併唇顎裂，有的裂隙只發生在單側，有的則為兩側性，嚴重程度也有別。

可以確定的是，單純的唇顎裂是絕對能用手術、用復健、用愛與關懷來加以治癒的先天性缺陷，國內已有非常多治療成功的案例，這些孩子長大之後的表現與成就更是令人刮目相

看！因此家長絕對不應輕言放棄，而必須勇敢面對，積極尋求專業醫療團隊的診治，以及病友團體的支持、鼓勵與協助。

　　面對唇顎裂的小寶寶，家長最好趕快定下心來，積極尋求專業治療團隊的協助，做好完整的臨床評估，並擬妥治療計劃，為寶寶申領重大傷病卡，以備未來階段性矯治手術及復健之用。「唇顎裂原因搜尋及處置流程圖」（見第72頁）提供給各位家長參考。

⊙諮詢機構：

　· 馬偕紀念醫院唇顎裂醫療諮詢團隊
　　電話：（02）2543-3535轉2489
　· 羅慧夫顱顏基金會：（02）2719-0408
　· 各大醫學中心整形外科門診

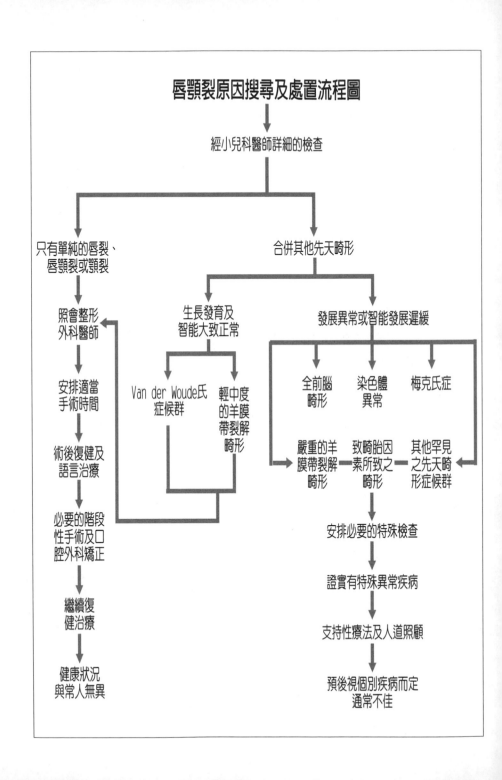

唇顎裂原因搜尋及處置流程圖

經小兒科醫師詳細的檢查

只有單純的唇裂、唇顎裂或顎裂

合併其他先天畸形

照會整形外科醫師

生長發育及智能大致正常

發展異常或智能發展遲緩

安排適當手術時間

Van der Woude氏症候群

輕中度的羊膜帶裂解畸形

全前腦畸形

染色體異常

梅克氏症

術後復健及語言治療

嚴重的羊膜帶裂解畸形

致畸胎因素所致之畸形

其他罕見之先天畸形症候群

必要的階段性手術及口腔外科矯正

安排必要的特殊檢查

繼續復健治療

證實有特殊異常疾病

健康狀況與常人無異

支持性療法及人道照顧

預後視個別疾病而定通常不佳

3

關於心臟、皮膚、生殖器官
的症狀

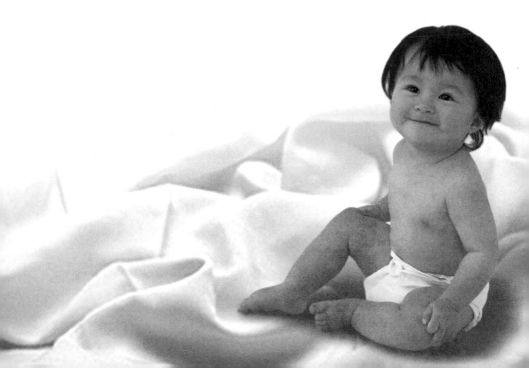

1 心臟有雜音

　　大約每一千個寶寶當中會有八到十個左右是先天性心臟病兒。小寶寶的心臟早在胚胎時期，約在母親懷孕兩個月內，就發育完成了，因此心臟異常在胚胎早期就可能發生，不幸的是現代醫學尚無法在懷孕早期便提早發現異狀，更談不上能早期矯治了。而產前超音波檢查也只能偵測出一小部份的先天性心臟病，針對嚴重型心臟病嘗試性地給予治療或實施人工流產。絕大多數的先天性心臟病都要在出生之後才能加以診斷出來。

　　診斷先天性心臟病的依據最簡便可靠的便是「聽到」心雜音，這要靠醫師仔細的聽診。自新生兒期起定期的健康檢查，讓醫師有機會為孩子做連續且階段性的聽診，及進行完整的身體檢查，是早期發現心雜音，並進一步確診先天性心臟病的最佳方式。早期的診斷有助於及時的醫療介入，給予孩子必要的輔導與治療，在醫學進步的現代，這是幫助先天性心臟病兒早日得到妥善療護以脫離病魔侵擾的不二法門。

　　當時有些嚴重型的先天性心臟病，在寶寶一出生便會以發紺、呼吸急促、無法順利進食等症狀呈現出來，需要醫護人員緊急的處置才有活命的機會。有的孩子則因延誤診斷的時機，使得併發症一一出現，造成發育不良、膚色異常、呼吸喘急，甚至在前胸壁即可觀察到心臟劇烈的搏動，以及明顯能摸得到的震顫，甚或隱約但直接聽得到的心雜音，當到這樣的地步，連神仙都無法幫得上忙了。

　　先天性心臟病的種類繁多，有的是心臟的兩個相鄰腔室

（心房或心室之間）有破洞，有的是瓣膜或大血管某處狹窄而使血流不順暢，甚至有心臟缺了一部份的！有時動靜脈間的連接出了差錯，導致血流方向錯誤，造成寶寶發紫，也就是俗稱的「藍寶寶（Blue baby）」；有時兩種以上的異常並存，形成複雜的先天性心臟病，有時心臟雖然結構正常，但是心肌的收縮力卻不如常人，這便是「心肌病變」。各式各樣的先天性心臟病當中，半數都很輕微且不需任何治療，不過大約有四分之一的病兒在出生第一年內需要藥物治療或開刀。

值得注意的是，需要治療的病兒中，有四分之三以上可以用外科手術方法加以矯治，有不少的孩子則會逐漸自行改善，因此定期的檢查是非常重要的。而有的孩子除了先天性心臟病之外，還合併有智能發展遲緩、外觀畸形或其他器官異常，便必須考慮有無染色體異常、先天畸形症候群或遺傳性疾病的可能，並需做進一步的全面性評估。

並不是有心雜音就表示有心臟病，有不少的小朋友，大約每一百位當中有8～10名，會有良性的心雜音，是一種完全無害的功能性雜音，特別容易在發燒、運動之後、情緒激動時被聽到，仔細觀察與分辨，自然可以弄得清楚，不致過度恐慌。以下「心雜音原因搜尋及處置流程圖」（見第76頁）提供給各位家長參考，

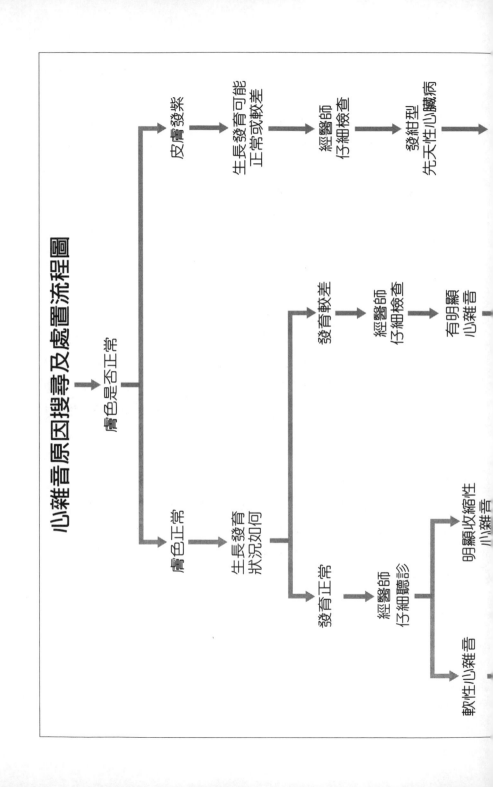

心雜音原因搜尋及處置流程圖

膚色是否正常

膚色正常
生長發育狀況如何

發育正常
經醫師仔細聽診

軟性心雜音

明顯收縮性心雜音

發育較差
經醫師仔細檢查

有明顯心雜音

皮膚發紫
生長發育可能正常或較差
經醫師仔細檢查
發紺型先天性心臟病

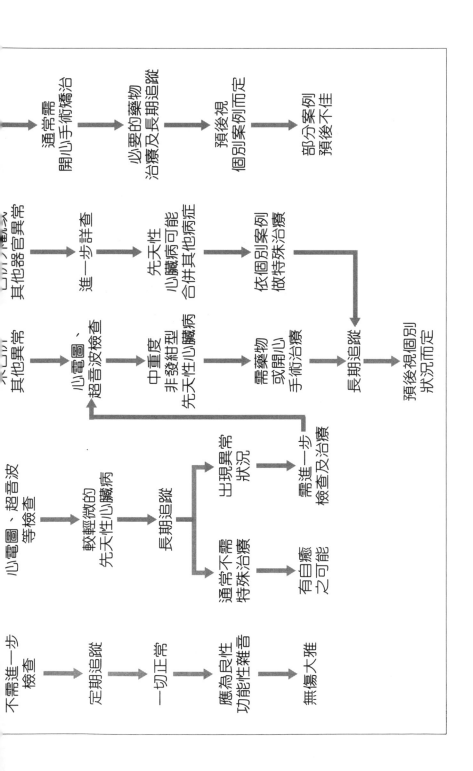

心電圖、超音波等檢查

不需進一步檢查 → 定期追蹤 → 一切正常 → 應為良性功能性雜音 → 無傷大雅

較輕微的先天性心臟病 → 長期追蹤
- 出現異常狀況 → 需進一步檢查及治療
- 通常不需特殊治療 → 有自癒之可能

心電圖、超音波檢查 → 其他異常 → 心電圖、超音波檢查 → 中重度非發紺型先天性心臟病 → 需藥物或開心手術治療 → 長期追蹤 → 預後視個別狀況而定

其他器官異常 → 進一步詳查 → 先天性心臟病可能合併其他病症 → 依個別案例做特殊治療 → 長期追蹤

通常需開心手術矯治 → 必要的藥物治療及長期追蹤 → 預後視個別案例而定 → 部分案例預後不佳

② 皮膚發紫

　　說一個人「紅得發紫」，若指的是名滿天下、飛黃騰達，那倒還好，若指的是膚色或氣色如此，可就大大不妙了。不僅是大人如此，對小朋友而言，「皮膚發紫」絕對是身體有恙的警訊，不可等閒視之。

　　小寶寶皮膚薄嫩，血管層的顏色更是明顯的表露在外，一旦皮膚斑駁、發紫，氣色不佳，一定是有問題了，不管是環境、溫度太低、血液循環不良，或生病發燒了，還是呼吸不順暢、有先天性心臟病等，應該要積極地尋求病因，及早排除問題，才能維護孩子的健康。

　　小寶貝皮膚發紫常見的原因有發燒、早產兒的保溫箱溫度（或室溫）過低、呼吸窘迫、慢性肺疾病、呼吸道阻塞、血色素濃度過高、中樞神經系統病變、敗血症、發紺性先天性心臟病等，也有少數寶寶由於皮膚的血管運動功能不夠穩定（cutaneous vasomotor instability），容易使皮膚血流分佈不均，而呈現斑駁狀的大理石皮膚斑紋，大都為良性，不過也有是先天性皮膚病變或染色體異常等原因所造成的。也有些小娃娃由於體溫控制能力未臻成熟穩定，末梢血液循環易受外界低溫變化的影響，在天冷的季節甚至略呈發紫的現象，大都屬於無傷大雅的正常狀況。

　　以下「皮膚發紫原因搜尋及處置流程圖」（見第80頁）提供給各位家長參考。

3 長疹子

　　「出疹性疾病」是嬰幼兒期相當常見的狀況，長久以來有許多家長老是以為出疹子便是得了麻疹，尤其是又有發燒的情形同時出現時，更是讓家人擔心不已，深怕孩子會遭到不幸，其實這是以訛傳訛的結果。

　　會出疹子的疾病有很多種，病因各不相同，治療方法當然也互有不同，以現代醫療水準的進步，以及預防注射的普遍施行，不少致命的出疹性疾病幾乎都已絕跡，而且大多數的疹子又屬良性者為多，因此，各位家長大可不必過度緊張，只要細心觀察，留意寶寶的病情變化，與醫護人員密切配合，則孩子的出疹性疾病確實病因在短時間內便得以查明，在得到妥善的治療之後，很快就能恢復健康。

　　若不幸碰上具有凶險性質的疾病，希望也能因為家長的仔細觀察與及時尋求治療的結果，使孩子康復的機會大大提高。所謂「養兵千日，用在一時」，如果家長平時就常常吸收相關的資訊，一旦遇到了狀況才不至於慌亂，同時也能冷靜地觀察，記錄孩子的病情發展，提供第一手資料給醫師做參考，以儘快查明病因，對症治療，讓孩子的健康有最佳保障。

　　以下是「長疹子原因搜尋及處置流程圖」（見第82頁），提供各位家長參考，將有助於釐清寶寶出疹性疾病的迷團。

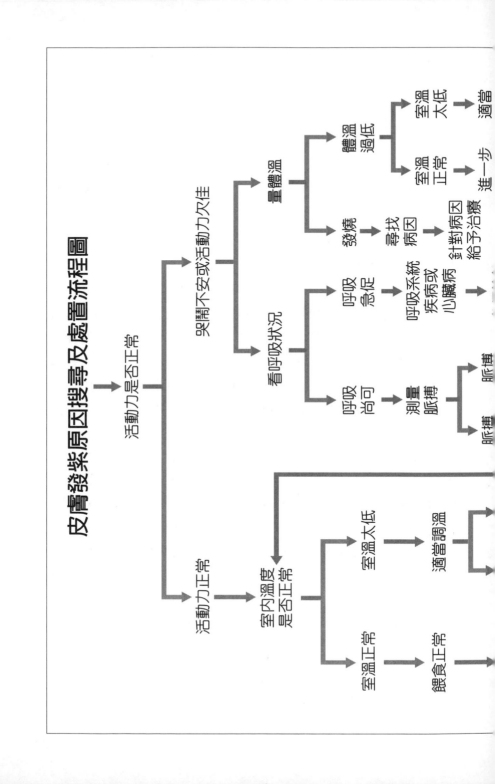

皮膚發紫原因搜尋及處置流程圖

活動力是否正常

哭鬧不安或活動力欠佳

活動力正常

量體溫

看呼吸狀況

室內溫度是否正常

體溫過低 → 室溫太低 → 適當

室溫正常 → 進一步

發燒 → 尋找病因 → 針對病因給予治療

呼吸急促 → 呼吸系統疾病或心臟病 →

呼吸尚可 → 測量脈搏 → 脈搏 / 脈搏

室溫太低 → 適當調溫

室溫正常 → 餵食正常 →

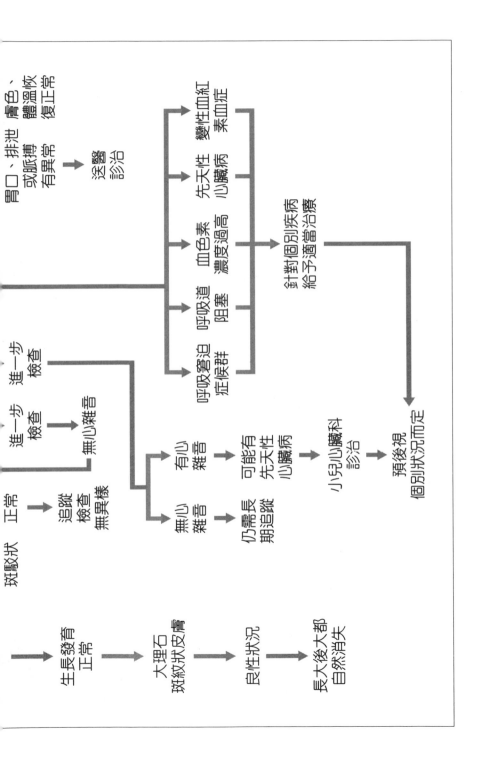

胃口、排泄、膚色、體溫恢復正常

脈搏有異常 → 送醫診治

斑駁狀

正常 → 追蹤檢查無異樣

進一步檢查 → 無心雜音

進一步檢查

無心雜音 → 仍需長期追蹤

有心雜音 → 可能有先天性心臟病 → 小兒心臟科診治 → 預後視個別狀況而定

呼吸窘迫症候群

呼吸道阻塞

血色素濃度過高

先天性心臟病

變性血紅素血症

針對個別疾病給予適當治療

生長發育正常 → 大理石斑紋狀皮膚 → 良性狀況 → 長大後大都自然消失

長疹子原因搜尋及處置流程圖

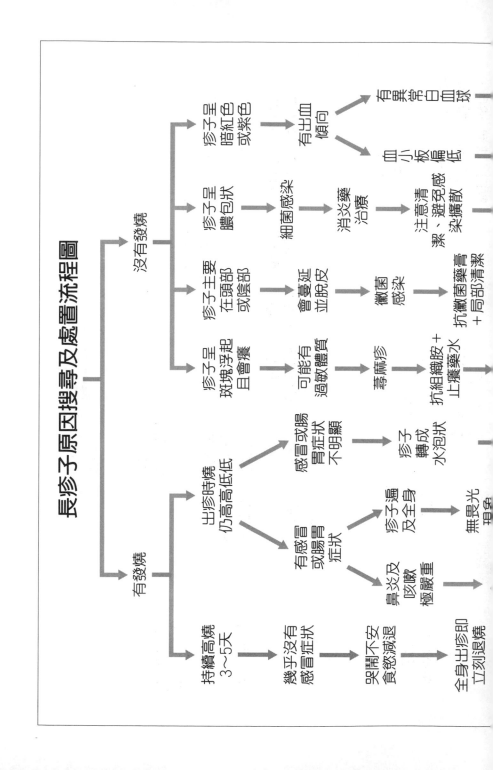

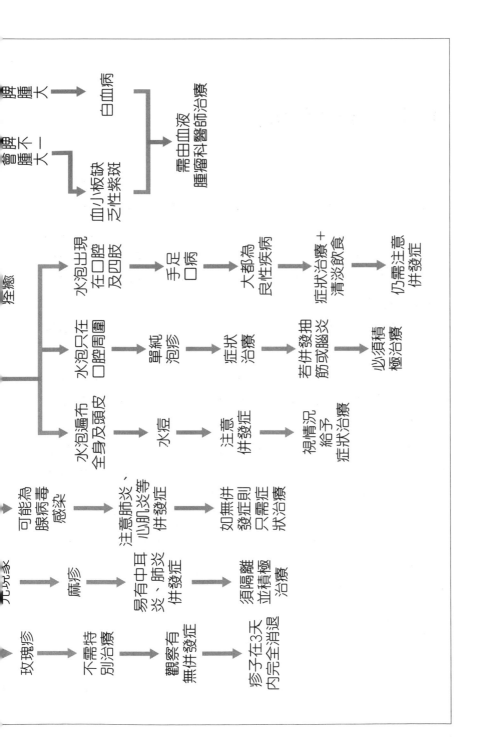

4 摸不到「蛋蛋」

「有子萬事足」呈現的是父母有了孩子——尤其是個男孩子的心滿意足，這裡頭包含了兩個層面的意義：一是認同（是個男孩子喔！），二是得意（是自己的親骨肉呢！）。這樣的人間親子圖誠然令人欣羨，但有時由於胚胎孕育過程當中出現的失誤，使得父母在歡喜迎接新生命的時刻，卻因為摸不到孩子的「蛋蛋」而茫然、錯愕。

此時，父母會一再質疑到底新生寶寶是不是真的摸不到「蛋蛋」？更直接的疑問是：我家的心肝寶貝到底是不是個男生？這下要如何稟報熱切期待著好消息的親朋好友？接下來要取名字、報戶口該怎麼辦？「摸不到蛋蛋的小寶貝」還真是教人煩憂不已。

是男孩子才會有蛋蛋，這是無庸置疑的事，不過有蛋蛋倒不一定都是男生，也不一定都摸得到，這可令不少家長始料未及。摸不到蛋蛋並非簡簡單單「隱睪症」一個原因就能解釋清楚，必須做深入的了解。首先要打破性別的迷思，追溯到胚胎早期的組織結構及生殖器官分化的過程，並探查整個過程當中，種種影響器官分化、成形的重要因素，做一個縱向且有系統的分析，才能真正解答「寶寶為何摸不到蛋蛋」的疑惑。

小小的睪丸雖然老是被尿布、衣褲遮蔽著，卻是富藏生殖及男性意涵，也是家人關注的焦點之一，小小男寶寶「蛋蛋」存在與否，確實是值得注意的大事。以下「摸不到蛋蛋的原因搜尋及處置流程圖」（見第88頁），可以提供關心孩子身心健康的

父母及照護者一個簡明易懂的參考，在遭遇到類似狀況時，能有所依循，讓孩子的健康與幸福更有保障。

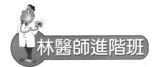

林醫師進階班

1.睪丸的發育過程

在懷孕七週大之前的胚胎是看不出性別的，亦即是中性的。之後在睪丸決定因子（Testis determining factor，TDF）及其他男性化相關基因的影響之下，生殖腺開始朝男性化的方向分化及發育，到了孕期第四個月時，睪丸的結構已經清晰可辨，且幾近發育成形，只是仍潛藏在腹腔內，才剛要開始下降至陰囊的行程。

發動並控管睪丸向下移位的生理機轉至今尚未完全釐清，只知道與某些特殊的內分泌激素或調控因子，如男性激素（Androgen）或米勒氏管抑制因子（Muellerian inhibiting substance, MIS）的功能密切相關。受到腹腔內壓力逐漸增加的推擠，以及睪丸牽引韌帶的導引，睪丸緩慢地朝正在發育成為袋狀結構的陰囊滑行，到了懷孕第七個月左右才來到腹股溝的出口處附近，並持續緩慢下降，一直要到足月出生時才會抵達目的地——陰囊。

睪丸之會大費周章地由腹腔移居體外的陰囊，主要乃因男性生殖腺的功能需要在較低的溫度環境下才能保持正常，腹腔內37℃左右的溫度會讓睪丸喪失造精的能力，並可能引發惡性腫瘤。而睪丸對溫度及刺激極端的敏感，也容易使它在

感應溫度變化或外界刺激時，會自然地上升或下降。

2.摸不到蛋蛋的原因

（1）隱睪症（Cryptorchidism）

睪丸未依期下降到陰囊內，有時為單側，有時則為雙側，其發生率在足月兒約為3～4％，而早產兒則高達30％左右，大多數的患兒會在出生後繼續進行睪丸的「未竟之旅」，因此到了五個月大左右只剩大約0.8％的寶寶依舊有隱睪的問題；隱睪症的手術矯治，應在一週歲之前甚至在六個月大左右就該進行，以免造成不孕症或導致惡性病變。

（2）回縮性睪丸（Retractile testes）

為一良性狀況，易被誤為隱睪症，此乃因反射性的提睪肌收縮所致，大多見於一歲之後的男孩，因為低溫、局部刺激、情緒緊張激動而造成睪丸回縮，上升至較高的部位；讓小寶寶安靜地平躺且彎曲雙腿，若能在陰囊與腹股溝之間摸到睪丸，並能將之推回陰囊內，即可確定是良性情況。

（3）陰囊水腫

陰囊因積水而腫得很大，不易弄清楚裡面是否有睪丸存在，其實只要利用小手電筒頂住陰囊做透光檢查，便可以透視得到睪丸的蹤跡；一般而言，陰囊水腫幾乎不會合併隱睪症，絕大多數的積水也會自行吸收消退，只有過於腫大緊繃的陰囊水腫，或到了一歲仍未消失的大型水腫，才需手術解決。

（4）女嬰男性化

　　最常見的原因為先天性腎上腺增生症（Congenital adrenal hyperplasia，CAH)），這是一種體染色體隱性遺傳病，由於男性激素分泌過旺，使得女嬰的外生殖器發育得像男性，其程度有輕有重，不過陰蒂會長得像是小雞雞一般，而大陰唇則長得如同陰囊，但是卻沒有睪丸，內生殖器依舊是藏在肚子裡的卵巢；此症常合併色素沈積、電解質不平衡等狀況，嚴重者甚至會有生命危險，必須儘早診斷，給予荷爾蒙療法，並安排日後的外科矯正手術。目前此症已列入新生兒篩檢項目之中，大幅提高了早期診斷的效率與治療的效果。

（參見第6章「新生兒篩檢」一節）

（5）性染色體異常疾病

　　例如染色體呈47，XXY的柯林菲特氏症（Klinefelter syndrome），在嬰幼兒時期除了可能有隱睪症或睪丸較小之外，與常人無異，然而長大之後會有情緒障礙、男性女乳症、小睪丸、不孕症等狀況出現，通常於青春期起需接受男性激素治療，部份患兒可能應接受心理輔導。

摸不到蛋蛋的原因搜尋及處置流程圖

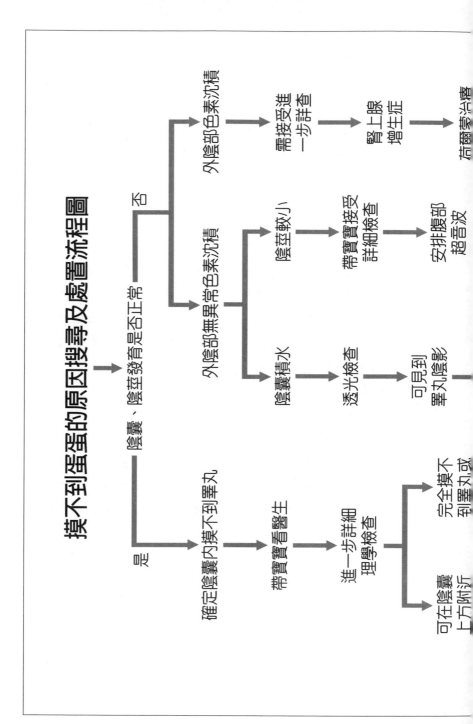

摸不到蛋蛋的原因搜尋及處置流程

陰囊、陰莖發育是否正常

是
→ 確定陰囊內摸不到睪丸
→ 帶寶寶看醫生
→ 進一步詳細理學檢查
　　→ 可在陰囊上方附近
　　→ 完全摸不到睪丸,或

否
外陰部無異常色素沉積
　陰囊積水 → 透光檢查 → 可見到睪丸陰影
　陰莖較小 → 帶寶寶接受詳細檢查 → 安排腹部超音波

外陰部色素沉積
　→ 需接受進一步詳查
　→ 腎上腺增生症
　→ 荷爾蒙治療

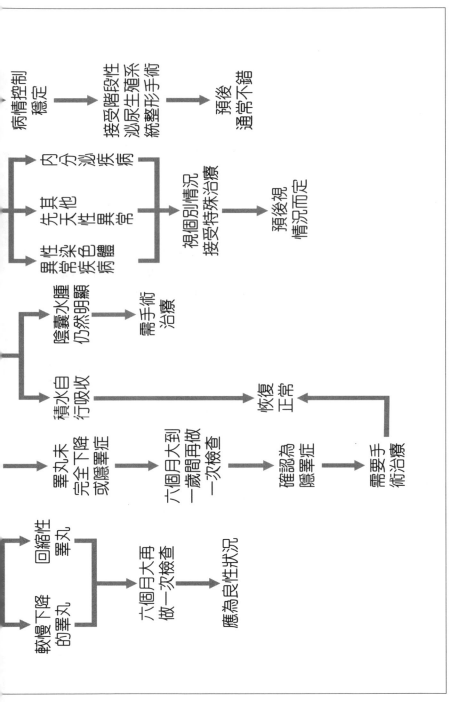

5 生殖器異常

　　生兒育女原本是絕大多數人結婚成家之後，最迫切想要完成的使命，而生命的孕育似乎是必然，卻也是相當偶然的。當攜帶著父母雙方遺傳因子的精細胞與卵細胞不期而遇，結合成受精卵，一個小小生命於焉肇始。

　　只有得自父母所給予的、具特色的基因，以及承載眾多基因的染色體皆為正常，胎兒才可能正常地發育成長。小生命的性別雖說在受孕那一剎那即已確定，然而在胚胎發育的早期，光從生殖部位的到外觀是無法清楚分辨其是男、是女的。

　　由於隱藏在X及Y染色體上，及少數位在其他染色體上的幾個「與性別發展有關基因」的影響之下，胎兒自孕期第七週起才開始了生殖器男女有別的分化。整個過程一直要進行到妊娠五個月大時，胎兒的性別才真的能清楚分辨出來。

　　有的時候造化弄人，可能是性染色體的數目或結構出現異常，也可能是性別分化的基因產生缺陷，亦或是母體疾病或服藥不當，而導致胎兒的生殖器官無法正常的發育、成長，成了性別不明（Ambiguous genitalia）的小寶寶，真讓家長傷透了心，也傷透了腦筋。

　　難以分辨小寶貝的性別，不只是取名字、報戶口有麻煩，更要緊的是，這樣的孩子往往合併有多重的泌尿生殖系統或消化道的畸形，甚或內分泌系統機能異常，必須接受適當的外科矯正手術及必要的藥物治療。

　　在性別的認同上，除了外觀上的主觀認定之外，心理層面

的調適及認同亦十分重要，所以家長必須在這個問題上具備基本知識，知道如何發現問題，以及該如何妥善地幫孩子尋求適當的醫療機構，接受必要的治療和心理諮商。以下的鑑別診斷及處置流程圖（見第92頁）可以提供家長一個簡單、明瞭的參考。

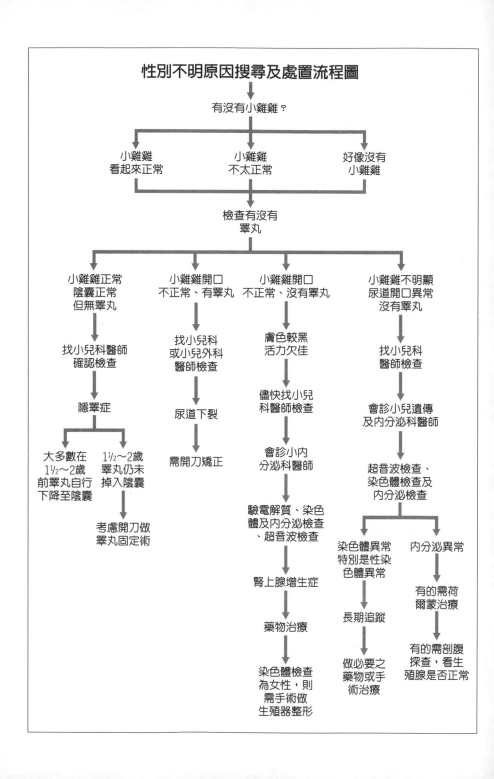

4

關於呼吸與消化排泄系統
的症狀

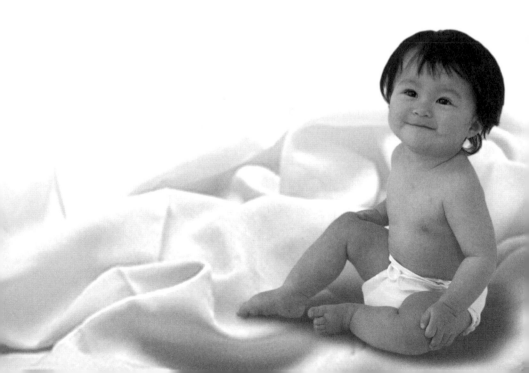

① 胸凹

　　對於稚嫩而正在發育的嬰幼兒而言，美胸與否其實是不需要多加考慮的問題，比較重要的反倒是孩子的胸壁是否平坦對稱，能否順應呼吸機能的需求而平順、規律地起伏；若有問題，通常暗示著孩子可能胸廓、脊髓神經或呼吸系統異常，必須仔細評估，及早處理，才不會影響到孩子的健康狀況，以及長大後胸部外型的變化。

　　除了特殊的先天性異常、先天性心臟病、肺部疾病等會造成胸廓的變形之外，一般人的前胸壁通常應為平坦且左右對稱的，隨著呼吸運動會有極具韻律的擴張、回復、再擴張。當孩子產生胸凹現象時，家長必須先觀察其凹縮的位置為何？是肋骨間的凹陷，或肋骨下方（胸腹交界處）的凹陷？還是在胸骨中下段塌陷下去而形成俗稱的「漏斗胸」？而且同時應觀察胸凹是否跟著呼氣或吸氣動作會變得較為明顯？是否伴隨有呼吸急促或喘鳴音？有無其他疾病的症狀？

　　其實，如果十分仔細地檢查每個孩子的胸壁，很少有人是完全平坦的，大多數人多少都會有輕微的凹與凸。對於發育尚不成熟的嬰幼兒而言，其骨骼還不太堅固，胸骨與肋骨相接處的軟骨組織更是柔軟而不夠結實，肌肉層較薄而力量不足，呼吸動作的調控也不穩定，因此經常可以看得到稍嫌劇烈的胸部起伏，伴著輕微的漏斗胸或是肋骨下緣凹陷；然而只要孩子的氣色正常，日常生活不受干擾，生長發育也都在正常範圍之內，便不用過於擔心。順其自然，當孩子逐漸長大，這樣的情

況通常會自行消失。

　　有肋間凹陷或肋下緣凹陷的孩子，只要將引起這些症狀的呼吸系統疾病或先天性心臟病治療妥當，胸凹的狀況自然就會改善，甚至完全消失的。如果是漏斗胸（Pectus excavatum），在幼小的嬰幼兒並不適合開刀，只能先用內科療法，亦即用非手術式的治療，減少呼吸道感染的傷害，多做擴胸運動，並給予足夠的營養讓孩子順利成長，增加胸廓發育的可能性，同時防止更嚴重的凹陷畸形。需要手術矯治的孩子，其最適當的開刀年齡應在三歲到四歲之間；在決定讓孩子接受手術治療之前，應該審慎評估其必要性。以下為「胸凹的原因搜尋及處置流程圖」（見第96頁），提供給各位家長參考。

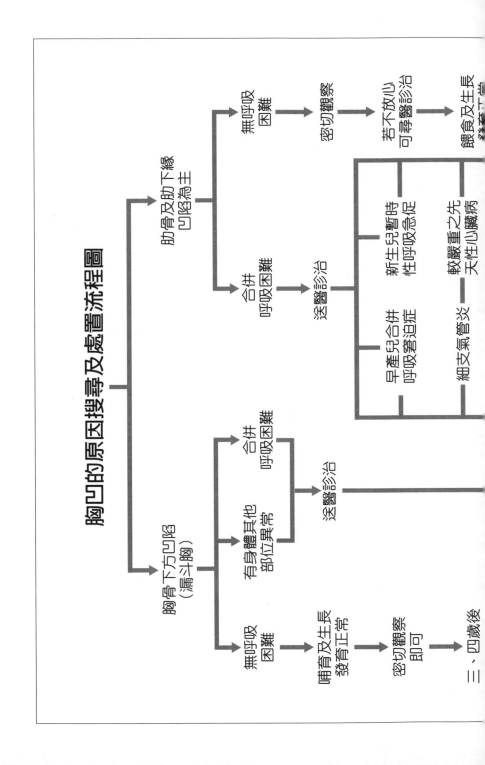

胸凹的原因搜尋及處置流程圖

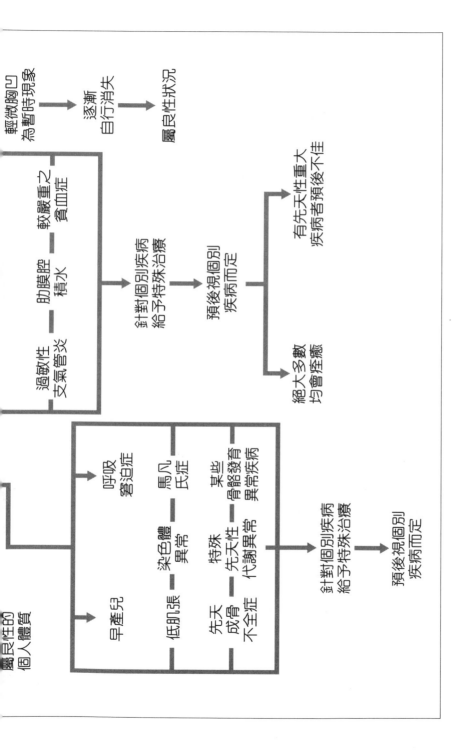

屬良性的
個人體質

早產兒 — 低肌張 — 染色體
異常 — 呼吸
窘迫症

先天
成骨 — 特殊
先天性 — 馬凡
氏症

不全症 — 代謝異常 — 某些
骨骼發育
異常疾病

針對個別疾病
給予特殊治療

預後視個別
疾病而定

過敏性 — 肋膜腔 — 較嚴重之
支氣管炎 — 積水 — 貧血症

輕微胸凹
為暫時現象

逐漸
自行消失

屬良性狀況

針對個別疾病
給予特殊治療

預後視個別
疾病而定

絕大多數
均會痊癒

有先天性重大
疾病者預後不佳

② 呼吸有雜音

　　絕大多數人印象中的小寶寶不是寧馨可愛的小天使，就是兩頰粉嫩、呼吸勻順的紅嬰仔。然而卻有不少的新科爸媽，歡歡喜喜地自醫院或診所將心肝寶貝接回家中，過沒多久卻被小寶寶唏哩呼嚕、哽咽倒抽氣似的嘈雜呼吸聲給嚇呆了。生怕小寶貝剛回家，環境適應不良，一下子就感冒生病了，或是疑心寶寶是否吃奶嗆到，被哽得呼吸都無法順暢。很多家長趕緊帶著小寶寶去看醫生，有的則帶孩子去抽痰、洗喉嚨，有的帶孩子去收驚，也有的去抓藥給孩子去胎毒……。到底怎樣的做法才是對的？才會讓寶寶早日康復？

　　其實小寶寶的鼻腔頗為狹窄，鼻黏膜稍微肥厚，喉頭組織結構較軟，專司呼吸或吞嚥時氣管開與關的會厭軟骨又不夠硬挺、協調性也不佳，再加上新生兒呼吸道，對空氣中溫濕度的變化及雜質刺激一時無法適應所產生的反應，易使小寶寶呼吸時出現奇怪的喘鳴音，甚至加上痰音。在秋冬季節出生的小寶寶，更可能有調適的問題，別忘了準備一個乾淨、單純、溫溼度調控穩定的空間，讓您的寶寶安穩的度過生命中的第一個冬天。

　　一般而言，只要小寶寶氣色正常、表情安祥，能吃、能喝、能睡、能玩、能解，又能正常發育成長，幾乎可以斷定寶寶健康狀況良好，因此不用理會呼吸的雜音。反之，如果寶寶除了呼吸出現奇怪的喘鳴聲之外，又有呼吸急促、胸凹、咳嗽、煩躁不安、胃口降低、發燒、膚色花花等現象時，則不能

等閒視之，必須趕快尋醫求治。當寶寶呼吸聲特別大，又伴隨著有發紺、嗜睡等症狀時，則情況更屬危急，應緊急送孩子到有急救加護設備的醫療院所去接受積極治療，否則小命難保。

　　造成小寶寶呼吸有雜音的原因很多，有良性，也有深具危險性者，家中有嬰幼兒的家長必須具備基本常識，懂得如何加以區分，這樣方不至增加不必要的困擾，或因誤判而有所延誤，孩子的健康才會有保障。以下「呼吸有雜音原因搜尋及處置流程圖」（見第100頁）提供給各位家長一個簡明扼要的指引。

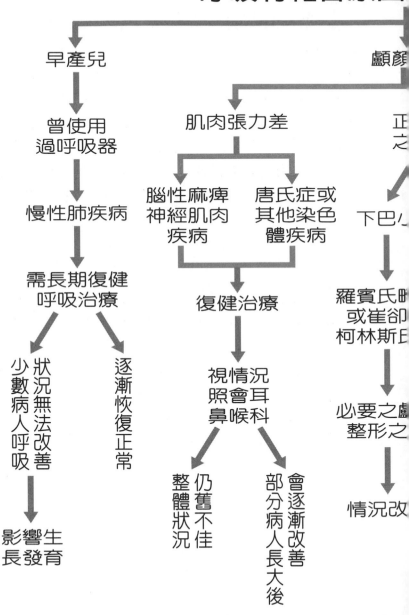

呼吸有雜音原因

早產兒

曾使用
過呼吸器

慢性肺疾病

需長期復健
呼吸治療

少數病人呼吸
狀況無法改善

逐漸恢復正常

影響生
長發育

顱顏

肌肉張力差

腦性麻痺
神經肌肉
疾病

唐氏症或
其他染色
體疾病

復健治療

視情況
照會耳
鼻喉科

仍舊不佳
整體狀況

會逐漸改善
部分病人長大後

正之

下巴小

羅賓氏
或崔卻
柯林斯氏

必要之處
整形之

情況改

苹及處置流程圖

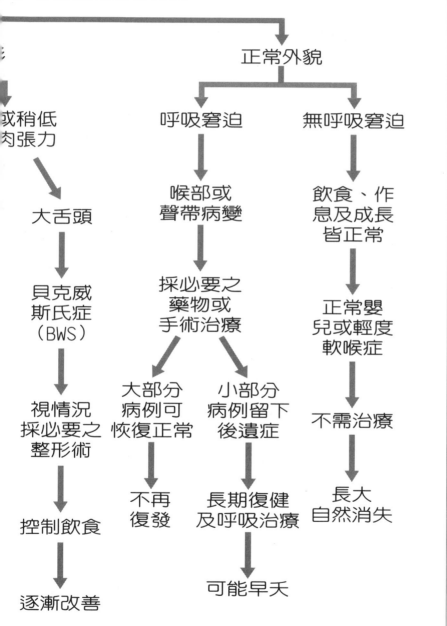

或稍低肌張力 → 大舌頭 → 貝克威斯氏症（BWS）→ 視情況採必要之整形術 → 控制飲食 → 逐漸改善

正常外貌

呼吸窘迫 → 喉部或聲帶病變 → 採必要之藥物或手術治療
- 大部分病例可恢復正常 → 不再復發
- 小部分病例留下後遺症 → 長期復健及呼吸治療 → 可能早夭

無呼吸窘迫 → 飲食、作息及成長皆正常 → 正常嬰兒或輕度軟喉症 → 不需治療 → 長大自然消失

3 呼吸急促

　　正常的呼吸與心跳是任何人所賴以維生的兩大基本機能，剛出娘胎的小寶寶當然也不例外。這其中又以小嬰兒初到人間嘹亮的第一聲哭啼（The initial cry）更是事關重大，不僅昭示了新生命的誕生，也擴張了原本塌陷且充滿液體的肺臟，開始有些紊亂卻自成韻律的呼吸動作。

　　呼吸是為了氣體的交換，讓適量的氧氣藉著吸氣動作進入肺泡，再通過肺泡壁溶入微血管中，同時廢氣二氧化碳自血液溢入肺泡，再經由吐氣排出人體，如此有規律的一吸一呼維繫了小生命的生存。

　　正常的情況下，未滿三個月的小寶寶呼吸會時淺時深、時快時慢，但自有其規律性，每分鐘的呼吸速率在足月兒約為30到40下，早產兒的速度會快一點，不過都很少超過每分鐘60下。因此當小寶寶的呼吸速率持續在每分鐘60下以上，尤其是合併有煩躁不安或活動力欠佳、肋下凹陷、鼻翼搧動、膚色發紫或呈斑駁狀等現象時，便是屬於病態性的呼吸急促了，家長必須提高警覺，儘早行動，趕快送小寶寶去設備完善、有新生兒加護中心的醫院接受進一步的診斷與治療。

　　造成小寶寶呼吸急促的原因有很多，以下「呼吸急促原因搜尋及處置流程圖」（見第104頁）可以幫助各位家長了解狀況，並做必要的處置。

4 愛流汗

　　當劇烈運動後，滿身滿臉的汗水是正常的生理現象，但是當一個不需要工作、不太運動的小寶寶竟然也是動不動就汗如雨下，渾身濕答答的，那可是令家長煩憂不已的狀況。到底孩子是不是身子太虛？會不會是生病了？有沒有發燒？一身是汗會不會容易著涼？這樣算不算盜汗？是不是有心臟病或先天性疾病？

　　面對孩子老是愛流汗的情況，要判斷到底是否有問題，應該要抽絲剝繭、循序分析辨別其可能的成因，俾能真相大白，從而給予孩子必要的協助；或者可以放寬心地得知，孩子的多汗只是體質因素，只是他個人的生理現象，不會影響他的身體健康，更不會妨礙他的生長發育。

　　汗腺的分佈及分泌，以及受到內、外在因素影響的敏感度，有相當大的個人差異性，再加上嬰兒時期正是快速發育成長階段，新陳代謝速率旺盛，自主神經系統操控能力亦未臻成熟、完備，故而容易動不動就流汗，睡個覺、喝個奶也是一身汗、滿頭濕；其實只要孩子正常成長，智能發展也正常，體溫也無異常變化，家長大可放心。以下的「愛流汗原因搜尋及處置流程圖」（見第106頁）可供家長參考。

呼吸急促原因搜尋及處置流程圖
（呼吸速率 ≥ 60下/分）

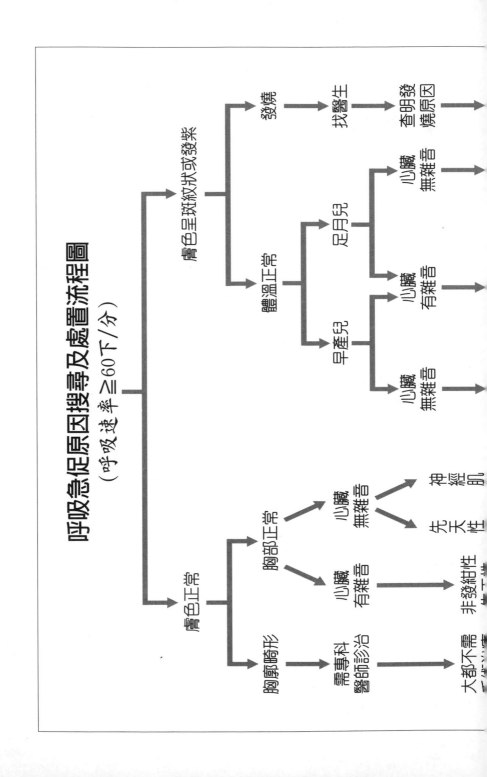

膚色正常
- 胸廓畸形 → 需專科醫師診治 → 大都不需
- 胸部正常
  - 心臟有雜音 → 非發紺性
  - 心臟無雜音 → 先天性 / 神經肌

膚色呈斑紋狀或發紫
- 發燒 → 找醫生 → 查明發燒原因
- 體溫正常
  - 早產兒
    - 心臟無雜音 →
    - 心臟有雜音 →
  - 足月兒
    - 心臟無雜音 →

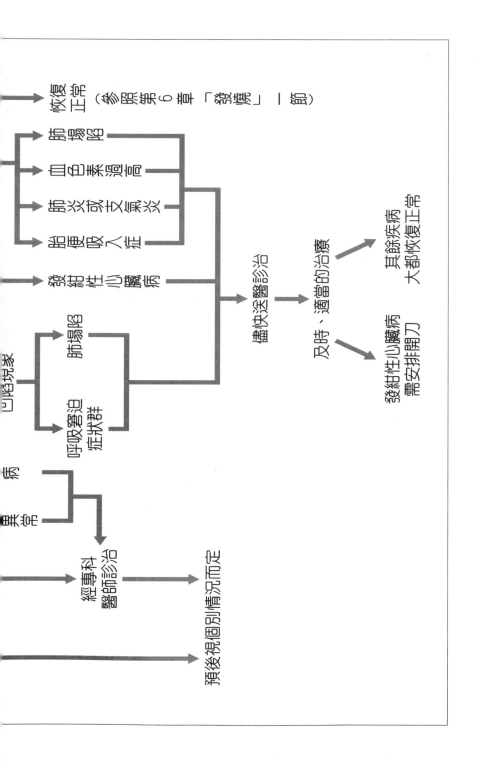

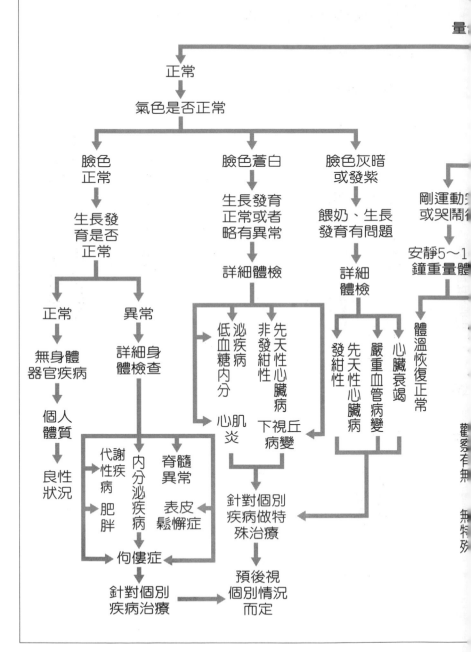

愛流汗原因搜

量

正常

氣色是否正常

臉色
正常

生長發
育是否
正常

正常

無身體
器官疾病

個人
體質

良性
狀況

異常

詳細身
體檢查

代謝
性疾
病

內
分
泌
疾
病

脊髓
異常

肥
胖

表皮
鬆懈症

佝僂症

針對個別
疾病治療

臉色蒼白

生長發育
正常或者
略有異常

詳細體檢

低
血
糖

泌
疾
病
內
分

非
發
紺
性

先
天
性
心
臟
病

心肌
炎

下視丘
病變

臉色灰暗
或發紫

餵奶、生長
發育有問題

詳細
體檢

發
紺
性

先
天
性
心
臟
病

嚴
重
血
管
病
變

心
臟
衰
竭

針對個別
疾病做特
殊治療

預後視
個別情況
而定

剛運動
或哭鬧後

安靜5～1
鐘重量體

體溫恢復正常

雖多存無

無特殊

處置流程圖

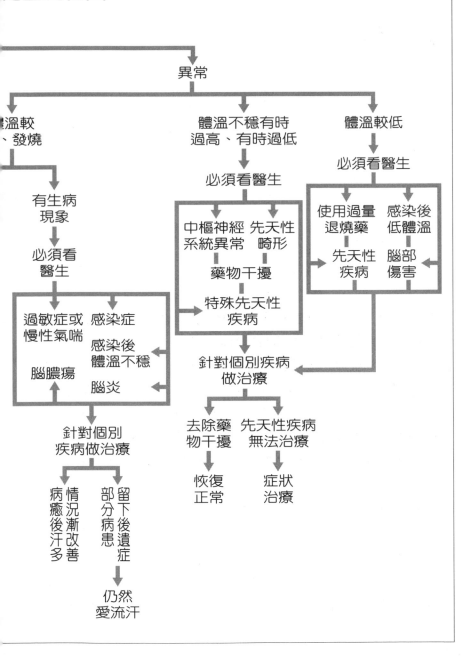

異常

體溫較、發燒

體溫不穩有時過高、有時過低

體溫較低

有生病現象

必須看醫生

必須看醫生

必須看醫生

過敏症或慢性氣喘　感染症

感染後體溫不穩

腦膿瘍　　腦炎

中樞神經系統異常　先天性畸形

藥物干擾

特殊先天性疾病

使用過量退燒藥　感染後低體溫

先天性疾病　腦部傷害

針對個別疾病做治療

針對個別疾病做治療

病癒後汗多　情況漸改善　部分病患　留下後遺症

去除藥物干擾　先天性疾病無法治療

仍然愛流汗

恢復正常　症狀治療

5 便秘

　　對現代奶爸、奶媽而言，嬰幼兒的照顧是件質與量並重的任務，除了要注意小寶貝的營養與衛生之外，小寶貝的智能發展也是家長相當關心的課題，而日常生活當中一些可以量化的指標：例如體重、體溫是否正常、每天喝幾次奶或每次喝幾西西奶水、每天睡幾個小時，以及每天尿幾泡尿、屙幾次大便等等，更是家長特別關注，而且最能夠把握的事項。以下跟大家一起來探討小寶貝便秘的問題。

　　怎樣才算便秘？家長往往根據自己的主觀見解來給便秘下定義：有的家長認為寶寶沒有每天屙便就是便秘了；有的家長認為糞便量少，沒有便意或不一次解乾淨，就算便秘；再有些爸媽則以為大便乾硬，尤其像羊咩咩一粒一粒的便便，排便有困難或會疼痛哭鬧，才算是便秘。其實每個寶寶的排便習慣並不十分相同，只要符合個人的生理需求，有規律性且沒有解便困難的問題，生長發育也都正常，便是正常的排便。兩、三天才解一次大便的寶寶不見得會便秘，而天天解大便的寶寶卻可能有便秘的困擾。因此便秘的正確定義是指乾硬且常呈顆粒狀的糞便，往往伴隨著排便的困難及排便次數的減少。

　　解便是消化系統行營養攝取功能之後，必須排除廢物的自然現象，因此糞便的質地、顏色、氣味及排便次數，便與消化功能的成熟度及正常與否息息相關。初出娘胎的小嬰兒通常會在二十四小時內解出墨黑黏稠的「胎便」，三、四天內逐漸變成綠棕色黏糊糊的「轉形便」，第五天之後所解的便便則隨餵食的

奶類及食量、次數不同而外觀略有差異。

　　哺餵母乳的寶寶大便通常較稀水，呈鮮黃色略帶酸味，解便次數可以從一天三、四次到十幾、二十次；喝配方奶（俗稱的牛奶或嬰兒奶粉）的寶寶則傾向於解黃色或墨綠色稍硬且成形的大便，每天排便一、二次到六、七次。現今嬰兒配方奶多為精製的母乳化牛奶，故兩者已不易區分。大約在滿月前後，絕大多數的小寶寶大便次數會逐漸減少，且趨於固定，大便也逐漸變得較成形，顏色、質地也漸趨一致，這也就是民間習稱的「收屎」現象。

　　當家長覺得孩子有便秘現象的時候，首先要確定是排便次數減少？或大便變乾、變硬、變顆粒狀？還是排便有困難、排便時會疼痛、或大便帶血？嬰兒時期最常見的便秘原因跟喝牛奶有關，另外牛奶沖泡濃度有誤或水份、纖維素攝取不足，也可能導致便秘，而較少見但是卻延誤不得的巨結腸症、先天性甲狀腺低功能症、肛門狹窄或結構異常等疾病，家長應保持高度警覺，覺得孩子情況不對勁，便應儘快找醫生做進一步檢查，以便及早治療。以下是「便秘原因搜尋及處置流程圖」（見第110頁），提供給各位關心孩子健康的家長參考。

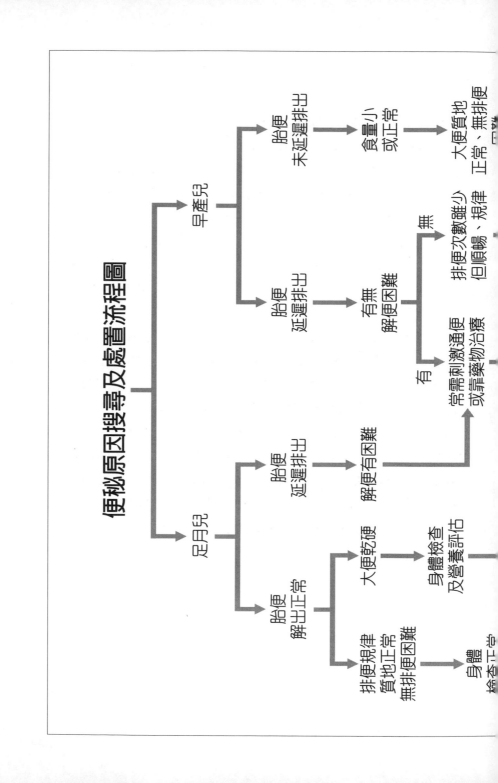

便秘原因搜尋及處置流程圖

足月兒

- **胎便解出正常**
  - **排便規律質地正常無排便困難**
    - 身體檢查正常
  - **大便乾硬**
    - 身體檢查及營養評估
- **胎便延遲排出**
  - **解便有困難**
    - 常需刺激通便或靠藥物治療

早產兒

- **胎便延遲排出**
  - **有無解便困難**
    - 有 → 常需刺激通便或靠藥物治療
    - 無 → 排便次數雖少但順暢、規律
- **胎便未延遲排出**
  - **食量小或正常**
    - 大便質地正常、無排便

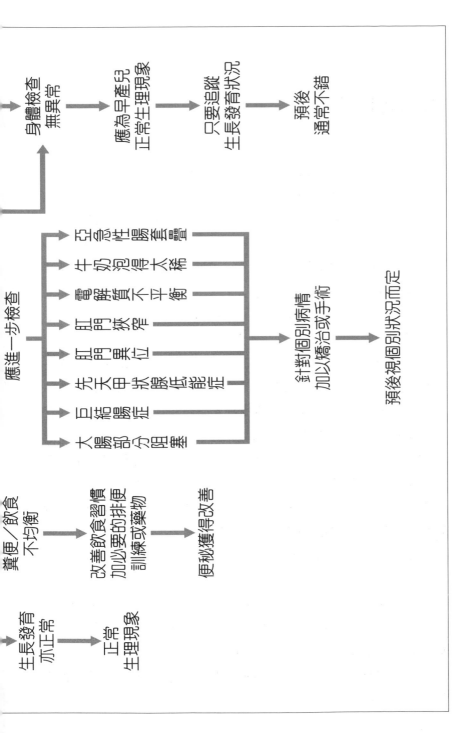

身體檢查
無異常

應為早產兒
正常生理現象

只要追蹤
生長發育狀況

預後
通常不錯

應進一步檢查

亞急性腸套疊

牛奶泡得太稀

電解質不平衡

肛門狹窄

肛門異位

先天甲狀腺低能症

巨結腸症

大腸部分阻塞

針對個別病情
加以矯治或手術

預後視個別狀況而定

糞便／飲食
不均衡

改善飲食習慣
加必要的排便
訓練或藥物

便秘獲得改善

生長發育
亦正常

正常
生理現象

6 拉肚子

　　相信家長們一定碰到過寶寶拉肚子的狀況，也必定為此擔心不已！其實幾乎所有寶寶都有過拉肚子的經驗，但只要悉心照料，切忌任意使用偏方，就能安然度過，回復健康模樣了。

　　正常的奶水哺育，以及正常的消化吸收，是小寶寶所賴以生存與成長的最重要因素之一。在營養攝取的過程，除了要具備正常的吸吮、吞嚥能力及正常的腸胃消化功能之外，儘可能餵哺母乳，或是選擇適當的奶品和乾淨衛生的哺餵技術，也是非常重要的。

　　當小寶寶有拉肚子的情況出現，沒有家長不緊張的，深怕會影響小寶寶的腸胃吸收及正常的成長。而且腹瀉所帶來的不舒服、紅屁股，甚至種種合併症，都教家長相當心疼，因此無不想盡辦法要讓寶寶趕快止瀉，免得傷了身體。其實只要了解腹瀉的原因，並與醫師密切配合，針對病因及寶寶病情的輕重，採取必要的措施，針對症狀進行治療，小寶寶自然會逐漸康復的。切莫病急亂投醫，甚或自作主張任意使用偏方，而讓寶寶的病情更形複雜、惡化，那就得不償失了。

　　要知道寶寶怎麼會拉肚子，首先應了解「腹瀉」的定義，並不是單指解稀便、解水便而已，當然更不必與腸炎畫上等號。所謂的「腹瀉」必須是和寶寶原本相當固定的大便型式、次數來做比較，其所含水份增多，可能帶有黏液或顏色有所改變，大便次數也較平常增加才算數。

　　只要寶寶能吃、能玩、能睡，臉色紅潤、表情正常，體重

又能穩定增加，那麼其大便型式對這個寶寶而言，便是正常，不算腹瀉。更何況在滿月之前，不管餵食何種奶水的小寶寶，由於消化功能不十分成熟，尤其對於脂肪及乳糖的消化能力尚差，因此大便幾乎都是糊糊水水的樣子，一直要過幾個星期之後，大便才會逐漸成形，此即所謂的「收屎」。

　　由此我們可以了解，對寶寶有害的腹瀉是相對於平常的排便狀況來決定的，年齡大小、是否哺餵母乳及個別差異等因素，也應一併列入考量。如果小寶寶果真有令人擔心的腹瀉狀況，那麼儘快尋醫求治才是唯一正確的處理原則。「腹瀉原因搜尋及處置流程圖」（見第114頁）可以提供家長參考，把握重點，與醫師密切配合，好讓自己的親親寶貝早日恢復健康。

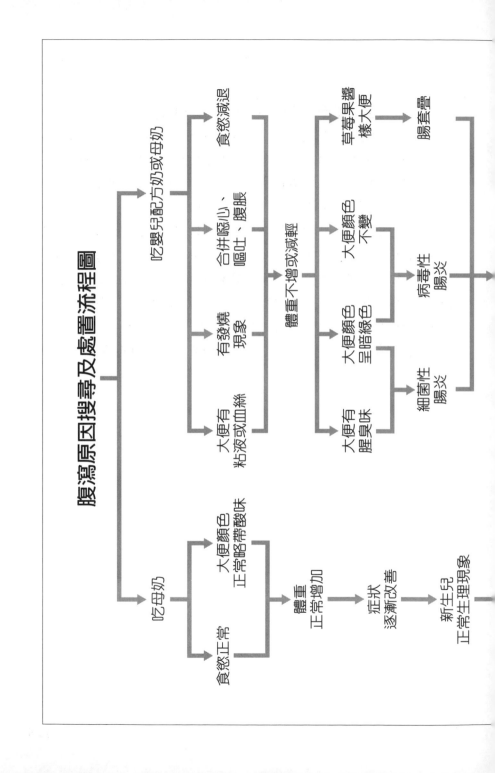

腹瀉原因搜尋及處置流程圖

吃母奶
- 大便顏色正常略帶酸味
- 食慾正常

→ 體重正常增加 → 症狀逐漸改善 → 新生兒正常生理現象

吃嬰兒配方奶或母奶
- 食慾減退
- 合併噁心、嘔吐、腹脹
- 有發燒現象
- 大便有粘液或血絲

→ 體重不增或減輕
- 草莓果醬樣大便 → 腸套疊
- 大便顏色不變
- 大便顏色呈暗綠色
- 大便有腥臭味

病毒性腸炎

細菌性腸炎

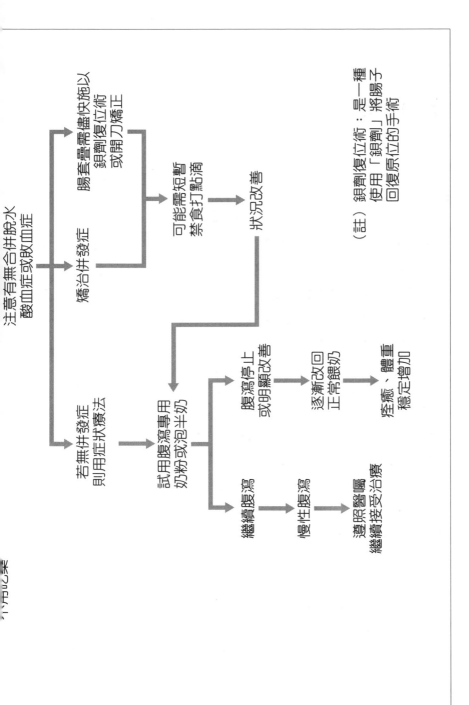

注意有無合併脫水
酸血症或敗血症

腸套疊需儘快施以
鋇劑復位術
或開刀矯正

矯治併發症

可能需短暫
禁食打點滴

狀況改善

若無併發症
則用症狀療法

試用腹瀉專用
奶粉或泡半奶

腹瀉停止
或明顯改善

逐漸改回
正常餵奶

痊癒、體重
穩定增加

繼續腹瀉

慢性腹瀉

遵照醫囑
繼續接受治療

（註）鋇劑復位術：是一種
　　　使用「鋇劑」將腸子
　　　回復原位的手術

7 血便

　　能吃能解,消化能力正常,小寶寶才能健健康康地長大。腸胃道系統是人體消化吸收最主要的處所,當它的功能受損時,對人體健康會有相當不利的影響。種種的腸胃症狀當中,最讓人擔心的莫過於寶寶解血便了。看到小寶貝解出來的便便帶有血絲、染了血色,甚或解出大量的鮮紅或暗紅色的血便,或者是柏油狀的黑色黏稠便,沒有家長不心急如焚的,到底是怎麼回事?寶寶解血便會不會有生命危險?家長該如何妥善處理才能使寶寶早日康復?

　　在面對孩子解血便的情況時,家長應先冷靜觀察寶寶的生理狀況,看看寶寶的氣色如何?活動力、胃口是否正常?有無合併其他症狀?特別是發燒、嘔吐、腹瀉、腹脹、便秘、食慾不振、哭鬧不安等情況。若有異樣便應及早送醫求治,而且必須將寶寶的排泄物一併帶給醫師看,好幫助醫師做正確的判斷,安排必要的檢查或處置,針對個別案例特殊的病情,給予及時有效的治療。例如腸套疊可以利用腹部超音波檢查得到證實,接下來得趕快安排鋇劑復流術,若無法復流則需緊急開刀解除腸套疊;如果是腸扭結,更是二話不說,必須立即動手術,以免腸子扭絞壞死。

　　不過也有虛驚一場的時候,小寶寶好端端的卻解出一灘血便(尤其是才出生兩、三天的新生兒),把父母給嚇壞了,經過醫師仔細檢查也找不出有何異樣,將解出來的血便送去做APT test(可以分辨胎兒血或成人血的一種特殊檢查),才發現其實寶寶是誤吞了

媽媽產道中的血水,或吃母乳時吃到媽媽乳房傷口的血,讓父母白緊張一場。

　　有了以上的基本認識,也熟悉了解血便的種種可能原因及處置原則,家長應當可以處變不驚地來面對孩子成長過程當中可能會出現的「血便事件」,冷靜觀察、沈著應付,您的寶寶一定能在您妥當的處理之下,轉危為安,很快就能恢復健康的。底下所示的「血便原因搜尋及處置流程圖」(見第118頁) 可以提供家長參考。

血便原因搜尋及處置流程圖

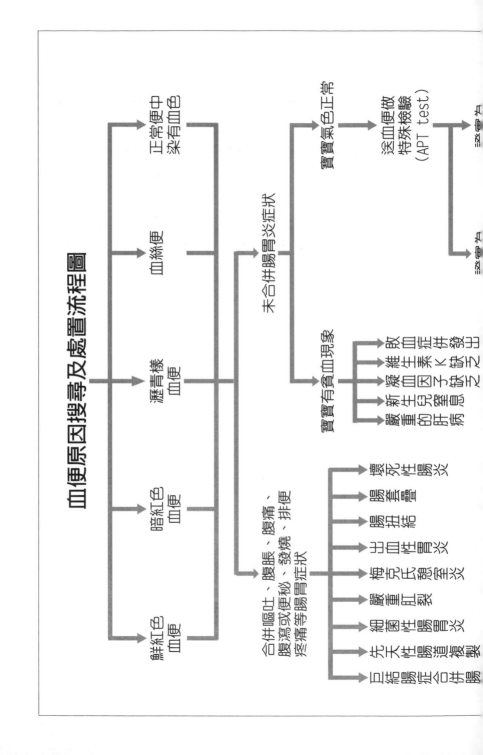

鮮紅色血便　暗紅色血便　瀝青樣血便　血絲便　正常便中染有血色

合併嘔吐、腹脹、腹痛、腹瀉或便秘、發燒、排便疼痛等腸胃症狀

巨結腸合併症　先天性腸道複製　細菌性腸胃炎　嚴重肛裂　梅克氏憩室炎　出血性胃炎　腸扭結　腸套疊　壞死性腸炎

未合併腸胃炎症狀

寶寶有貧血現象　　　寶寶氣色正常

嚴重的肝臟病　新生兒窒息出血　凝血因子缺乏　維生素K缺乏　敗血症

送血便做特殊檢驗（APT test）

診斷為

診斷為

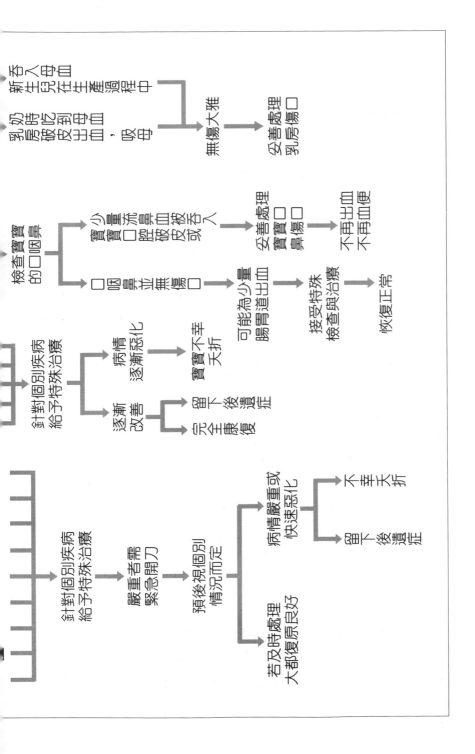

是否吞入母血

新生兒在生產過程中

乳房破皮出血，吸母奶時吃到母血

無傷大雅 → 妥善處理乳房傷口

檢查寶寶的口咽鼻

寶寶少量流鼻血 寶寶口腔破皮或吞入 → 妥善處理寶寶口鼻傷口 → 不再出血 不再血便

口咽鼻並無傷口 → 可能為少量腸胃道出血 → 接受特殊檢查與治療 → 恢復正常

針對個別疾病給予特殊治療

病情逐漸惡化 → 寶寶不幸夭折

逐漸改善 → 留下後遺症 / 完全康復

針對個別疾病給予特殊治療 → 嚴重者需緊急開刀 → 預後視個別情況而定

病情嚴重或快速惡化 → 不幸夭折 / 留下後遺症

若及時處理大都復原良好

8 血尿

　　小寶貝從出生之後，解出來到人間的第一泡尿尿，便開始了一段漫長而特別的包尿布生涯。為了小寶貝身體的健康，以及小屁屁的乾爽，不被尿布疹侵犯，用心的家長無不貨比三家、精挑細選地為寶寶選擇一種最合適的尿布或紙尿片。勤換洗、保持屁屁部位的透氣乾爽，是使寶寶免於尿布疹的不二法門。除此之外，家長大都十分關心小寶寶尿尿的顏色、次數甚至多少量。在一般人的觀念當中，排尿的質、量與色澤是反應人體健康狀況的重要指標之一，更何況尚無表達能力的小寶寶，「尿尿的情形如何？」便成了父母觀察孩子健康與否的重點了。

　　有人說「童子尿」最純淨，不只沒有雜質、異色，還能祛毒、退火、還魂，甚至延年益壽，這樣說法是太誇大了，不過也倒指出了大多數人印象中小寶寶尿液的「基本形象」。如果小寶寶的尿尿帶血、呈鮮紅色或尿布沾有血漬，那可會嚇壞家長的。是不是孩子的腎臟有毛病？膀胱無力、敗腎？有尿結石？還是腎水不足身子虛？會不會造成貧血或影響以後的生育能力？……等等都是家長最為關心的事。到底寶寶「尿血」是不是真的腎臟、泌尿系統出血了？血液不斷地自尿中流失會不會危及寶寶的生命？需不需要緊急輸血？

　　我們首先必須了解，看起來紅顏色的尿液，不見得都是出血，其實有不少小寶寶解出粉紅色的尿液，沾在尿布上，頗為嚇人，卻都是良性的「尿酸結晶」，孩子的健康情況絲毫不受影

響；也有的寶寶則是喝了某些種類的果汁或食用了帶有色素的零食、藥物，而排出令父母擔心不已的「血樣顏色的尿液」，只要停止服用這些食物或藥品，狀況自然解除。不過確實有少數的寶寶真的是生了病而解血尿，這可是非同小可的事。

會造成真正血尿的原因很多，有的是腎臟或泌尿系統發炎、滲血，而將尿液染成血紅，有的則是身體其他部份的毛病，導致紅血球大量破裂溶血，血球中的血色素流失，自尿液排出來，也會形成血紅色（有人認為較像可樂或紅茶的顏色）的「血色素尿」現象。不管是那一種情形，家長都必須提高警覺，積極為孩子尋求專業醫師的協助，以期早日恢復健康。

腎臟本身的病變如水腎、多囊腎、腎結石、有血塊、腎臟腫瘤等情況，以及有蠶豆症、高鈣尿症、出血傾向、嚴重尿布疹造成尿道口附近破皮出血等非腎臟、泌尿系統的疾病，也都會引起血尿，家長對這些疾病，特別是與疾病相關的異常症狀，應有基本的認識，才能保護孩子免於重大疾病的傷害。以下是簡明的處理流程圖（見第122頁），提供給關心孩子健康的家長一個參考。

血尿原因搜尋及處置流程圖

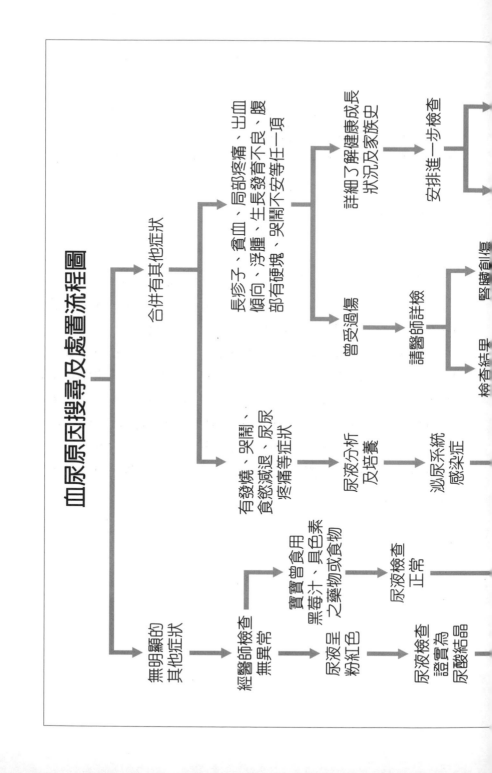

合併有其他症狀

無明顯的其他症狀

長疹子、貧血、局部疼痛、出血傾向、浮腫、生長發育不良、腹部有硬塊、哭鬧不安等任一項

曾受過傷

請醫師詳檢

詳細了解健康成長狀況及家族史

安排進一步檢查

醫囑創傷

檢查結果

有發燒、哭鬧、食慾減退、尿尿疼痛等症狀

尿液分析及培養

泌尿系統感染症

經醫師檢查無異常

寶寶曾食用黑莓汁、具色素之藥物或食物

尿液呈粉紅色

尿液檢查正常

尿液檢查證實為尿酸結晶

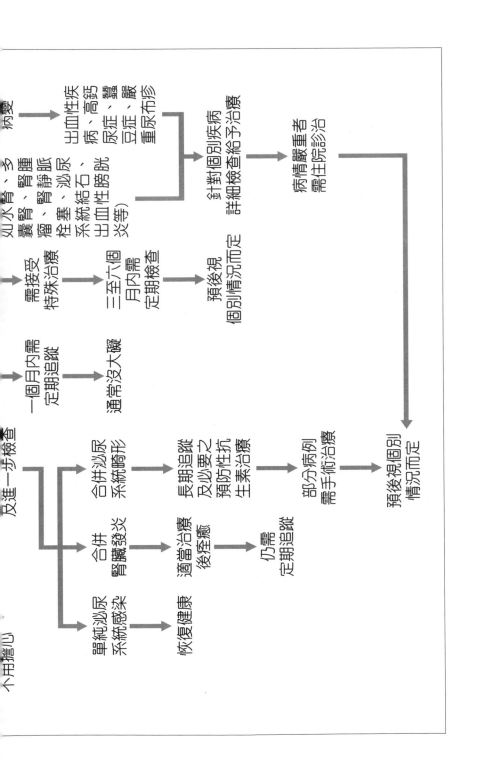

9 灰白便

　　糞便俗稱黃金，雖是帶點戲謔的說法，不過卻相當傳神地描繪出大家印象中，人類消化道排泄物的色澤。黃色似乎是糞便的「正色」，不過有些孩子的便便顏色倒不一定都是金黃色：有的是褐黃色，有的是泥巴色，有的帶著點暗咖啡色，也有黃色之中雜有白色小顆粒的，有的則為綠顏色。不過只要孩子的排便具規律性，質地與色澤相當穩定，成長發育亦正常，那麼不管黃便、綠便或褐色便，對個別的孩子而言，都可以算是正常的大便顏色。然而當寶寶解出灰灰白白的便便時，尤其是這樣的情況持續存在，或逐漸由淺黃而灰白，並無改善的跡象時，各位家長可要格外警覺，儘早帶寶寶就醫，找出可能的病因，好接受必要的治療。

　　人類糞便的顏色主要是由膽汁中的膽色素滲染而來，少部份則得自消化過後的食物色澤。由於腸道內的膽色素會被生存其間的正常菌叢所分解，也會受到消化液的影響，因此混著膽汁的食物在經過小腸與大腸的消化吸收作用之後，排出來的殘渣──亦即糞便，就會呈現黃、綠或褐的顏色。

　　當糞便少了這樣的色澤，通常表示膽汁的製造或分泌過程出了問題，必須趕緊查明原因，採取必要的治療步驟，方不致影響了孩子的健康與福祉。不過特別要提醒各位家長的是，您家寶貝的排便情況及便便的顏色，只有您自己或其他的照顧者最清楚，也只有您的警覺，發現異樣，趕快帶著孩子，順便帶著孩子的排泄物去就醫，才能讓醫師做出最正確的診斷，這樣

孩子的身體健康才會有保障。目前衛生署大力推廣的嬰兒排便顏色辨識卡（請洽衛生署國民健康局婦幼組），就有助於家長及早發覺寶寶童便的異狀。以下為簡明的「灰白便原因搜尋及處置流程圖」（見第128頁），提供給各位家長做參考。

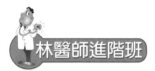

·造成孩子解灰色或白色便較常見的原因：

1.新生兒肝炎

這是一種原因不十分清楚的肝臟疾病，可能與某些現時無法證實的病毒性感染或代謝異常有關，大都為偶發，不過也有少數家族病例存在；此症主要侵犯小嬰兒，會形成膽汁殘留、肝細胞壞死、肝臟中發炎細胞增加，進一步會導致肝臟纖維化，表現在臨床上的症狀除了灰灰白白的、或淺黃色糞便外，便是持續存在的黃疸了，有的寶寶還會有食慾欠佳、生長發育不良或肝腫大的情形。

2.摻雜白色顆粒

另外有一種常被無經驗或過度緊張的家長誤認為解淺色便的情況，乃是孩子解的正常黃色便便中，摻雜著白色的顆粒或小塊狀物，這樣的狀況只是暫時性的，只要觀察孩子的成長發育是否正常？有無黃疸或紅茶色尿？便能簡單地判斷。

3.膽道閉鎖

也是一種原因欠明的疾病，主要發生在出生兩、三週之

後，膽道會逐漸的產生阻塞，致使膽汁無法順利排出而淤積在肝臟內，會造成延遲性黃疸、肝腫大、紅茶色尿及灰白色的大便；解淺色便的情況可以是間歇性的，亦可能是一直持續的。治療的方法只有儘早確定診斷，儘早接受肝門小腸造口術（Portoenterostomy procedure of Kasai）的手術矯治，在八週大之內便接受手術的孩子，其成功率幾近九成，不過這些孩子長大後很可能還需接受肝臟移植手術。

10 腹脹

在小兒科門診當中，最常遭遇的問題之一，便是憂心忡忡的家長帶著小寶寶來看「腹脹」的毛病。小寶寶挺著一個似乎是圓鼓鼓的小肚子，讓爸爸媽媽緊張得要命。

其實小寶寶的肚皮薄，肌肉層不發達，張力也較差，再加上消化能力還不十分成熟，攝食奶品之後往往產生相當多的氣體，在呼吸、哭鬧及吃奶時又常會吞進空氣，且嬰兒相當依賴腹式呼吸，更增加了腹內的壓力；基於上述種種因素，絕大多數的小寶寶都會有個圓圓的小肚子。其實只要小寶寶能吃能喝、呼吸正常、膚色紅潤、表情安詳、排便正常、生長發育也正常，肚子摸不到異常腫塊，家長就可以放心，小寶寶應不至於有什麼毛病才對。

但是當小寶寶不只是肚子脹，尚合併有發燒、嘔吐、胃口不佳、哭鬧不安、皮膚蒼白或膚色斑駁、便秘或拉肚子、肚皮紅腫發亮、呼吸急促、肝脾腫大或摸得到腫塊等狀況，則要趕快送醫診治。導致嚴重腹脹的原因可能有：急性腸胃炎、電解質不平衡、嚴重營養不良、腸胃穿孔或破裂、腹膜炎、敗血症、食物中毒、肝脾腫大、嚴重便秘、巨結腸症、嬰幼兒時期的腸道畸形、水腎、腹部腫瘤、腹腔積水、膀胱異常致積尿過多等，以下的「腹脹原因搜尋及處置流程圖」（見第130頁）提供給各位家長參考。

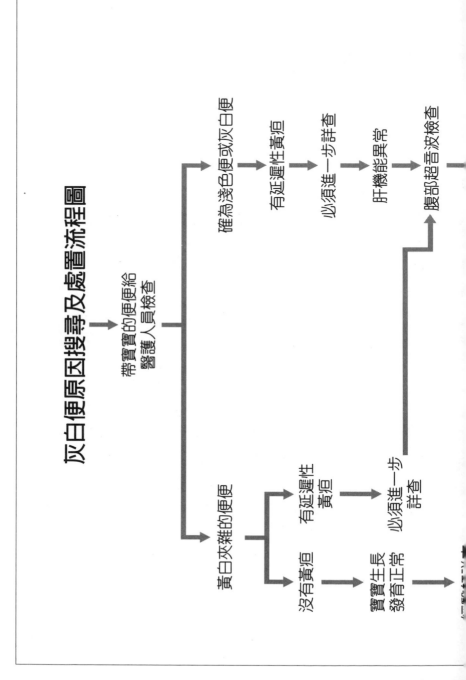

灰白便原因搜尋及處置流程圖

帶寶寶的便便給
醫護人員檢查

黃白灰雜的便便

確為淺色便或灰白便

有延遲性黃疸 → 必須進一步詳查

沒有黃疸 → 寶寶生長發育正常

有延遲性黃疸 → 必須進一步詳查

肝機能異常

腹部超音波檢查

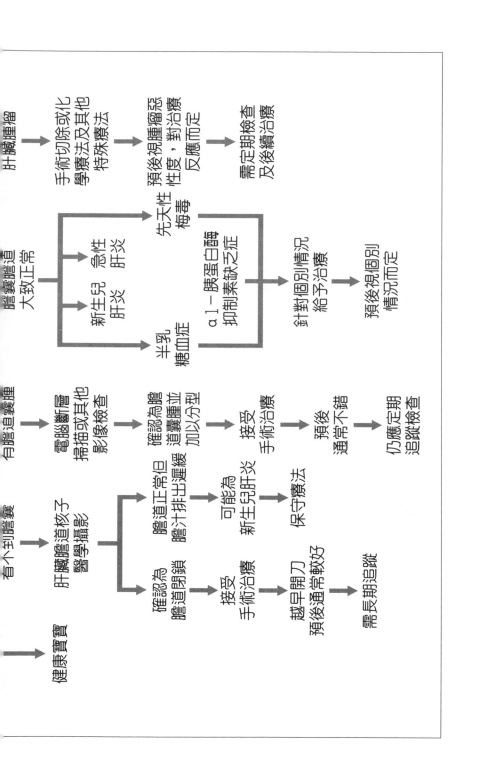

健康寶寶

看不到膽囊 → 肝臟膽道核子醫學攝影
- 確認為膽道閉鎖 → 接受手術治療 → 越早開刀預後通常較好 → 需長期追蹤
- 膽道正常但膽汁排出遲緩 → 可能為新生兒肝炎 → 保守療法

有膽道囊腫 → 電腦斷層掃描或其他影像檢查 → 確認為膽道囊腫並加以分型 → 接受手術治療 → 預後通常不錯 → 仍應定期追蹤檢查

膽囊膽道大致正常
- 新生兒肝炎
- 急性肝炎
- 先天性梅毒
- 半乳糖血症
- α1－胰蛋白酶抑制素缺乏症
→ 針對個別情況給予治療 → 預後視個別情況而定

肝臟腫瘤 → 手術切除或化學療法及其他特殊療法 → 預後視腫瘤惡性度、對治療反應而定 → 需定期檢查及後續治療

腹脹原因搜尋及處置流程圖

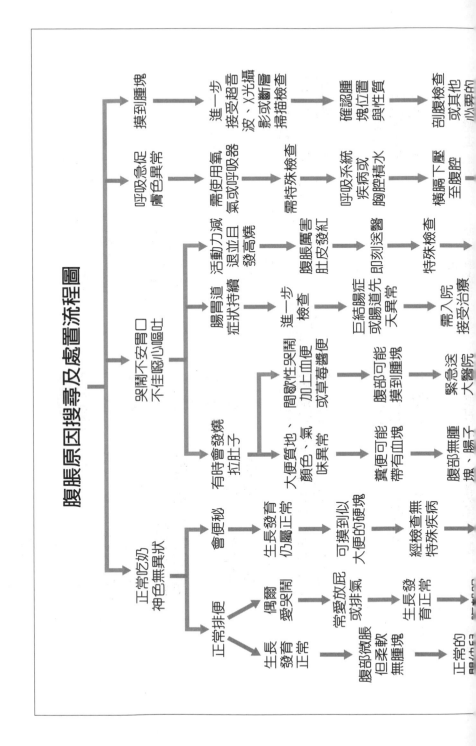

正常吃奶
神色無異狀

　　正常排便　　　　　會便秘

生長　偶爾
發育　愛哭鬧　　　生長發育
正常　　　　　　　仍屬正常

腹部微脹　常愛放屁　　可摸到似
但柔軟　　或排氣　　　大便的硬塊
無腫塊

正常的　　生長發　　　經檢查無
　　　　育正常　　　特殊疾病

哭鬧不安胃口
不佳噁心嘔吐

　有時會發燒
　拉肚子

大便質地、　間歇性哭鬧　腸胃道　活動力減
顏色、氣　　加上血便　　症狀持續　退並且
味異常　　　或草莓醬便　　　　　　發高燒

糞便可能　　腹部可能　　進一步　　腹脹膚害
帶有血塊　　摸到腫塊　　檢查　　　肚皮發紅

腹部無腫　　緊急送　　巨結腸症　即刻送醫
塊、腸子　　大醫院　　或腸道先
　　　　　　　　　　天異常

　　　　　　　　　　需入院　　　特殊檢查
　　　　　　　　　　接受治療

呼吸急促
膚色異常

需使用氧
氣或呼吸器

需特殊檢查

呼吸系統
疾病或
胸腔積水

橫膈下壓
至腹腔

摸到腫塊

進一步
接受超音
波、X光攝
影或斷層
掃描檢查

確認腫
塊位置
與性質

剖腹檢查
或其他
必要的

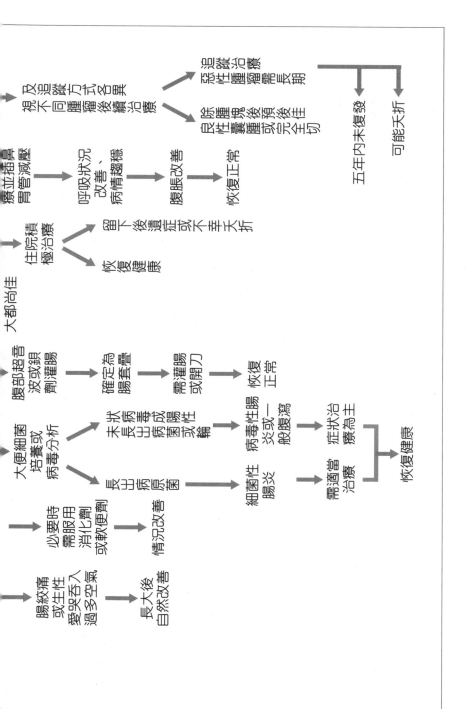

11 肚臍凸凸

　　正常肚臍的形狀應該是凹陷的，但是，如果寶寶有一個凸凸大大的肚臍，除了可能有臍疝氣的情形之外，也可能有其他合併症發生。一般而言，寶寶有單純的臍疝氣情形大多在一、兩歲左右自然消失，但是，若有其他異常情形，如：肌肉張力低、智能障礙、肝脾腫大、發育遲緩、腹腔積水或有腫塊……等，就必須儘快就醫診治。如果沒有把握的話，還是在發現寶寶有「肚臍凸凸」的情況時，就立刻請教小兒科醫師，絕不要自作主張找偏方，或聽信「阿媽的話」用個大銅板貼住肚臍，寄望會壓平突出的大肚臍，否則可能會弄巧成拙，造成孩子不必要的傷害。下面的「凸肚臍原因搜尋及處置流程圖」（見第136頁）原因搜尋及處理流程圖提供給各位家長做參考。

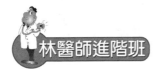

林醫師進階班

1.臍疝氣

　　有些時候肚臍不甘心在胎兒時期的重要地位落後，所以會相當突兀地膨出在肚子的正中央，形成了不少家長頗為擔心的「臍疝氣」狀況。到底這種肚臍凸凸的情形要不要緊？需不需要檢查或開刀？有人說，這可能是甲狀腺功能有問題，是不是真的？也有人說，孩子肚子一定有狀況，要趕快接受

治療,到底對不對?

　　其實寶寶的腹壁肌肉層較薄且較鬆弛,肚子裡因氣體較多而形成較大的腹內壓力,肚臍本身的環狀結構縮緊關閉的力量也不夠,因而很容易便會有臍疝氣。

　　只要寶寶的健康情況良好,成長發育順利,並無任何併發症,臍疝氣也不太大,其基部仍舊敞開的環狀結構直徑不超過2公分,那通常是無傷大雅的狀況;等寶寶漸漸長大,身體的構造功能成熟之後,一般在一、兩歲左右會自行縮小而消失的。少數大型的臍疝氣,基部直徑大於兩公分,在一、兩歲之前仍未能自動關閉不見的,則需照會小兒外科醫師,排除腸子可能會自缺陷處溜出來卡死的危險性,必要時必須手術強制加以縫合,以絕後患。

　　當臍疝氣不單只是臍疝氣,也就是說還合併其他不正常的症狀時,家長可要提高警覺了,特別應注意的是孩子有無外觀的畸形?生長發育是否異常?智能發展速度跟不跟得上同齡的孩子?呼吸、喝奶情況是否正常?膚色是不是正常?新生兒篩檢的報告是不是沒問題?如此可以及早查出可能隱藏著會危害孩子健康的重大問題,儘快尋醫求治,好讓寶寶早日恢復健康。

2.常見造成臍疝氣的情形

(1)生理性臍疝氣

　　為良性狀況,通常在一、兩歲之間自行消失。

(2)合併有肚臍膨出的臍疝氣

腹腔的腸子等器官由肚臍的缺陷處冒出來，必須立即開刀治療。

（3）先天性甲狀腺功能不足

必須補充甲狀腺素。

（4）先天性代謝異常

特別是黏多醣貯積症、高雪氏症等。

（5）染色體疾病──如唐氏症。

（6）肌肉張力不足的疾病

如腦性麻痹、肌肉萎縮症等。

（7）其他會造成腹內壓力增加的疾病或狀況

如腹腔腫瘤、肝脾腫大、腸道後段阻塞造成的腫脹、大量的腹水及接受腹膜透析的孩子等，不一而足。

12 吐奶

　　在嬰兒時期，吐奶似乎是一個經常發生的狀況，有的家長會非常緊張，生怕寶寶是否腸胃有問題了；有的家長卻老神在在，以為寶寶能吐能吃才會長大。然而事實上，沒有任何一位家長願意拿小孩的健康當賭注，因此唯有深入了解小寶寶吐奶的真相，學會分辨無傷大雅的「生理性回奶」及餵奶技術欠佳所導致的吐奶，或者是需要謹慎、甚至緊急處理的「病理性吐奶」，這樣子家中小寶貝的健康和身家性命才會有保障。

　　吐奶事雖小，箇中學問大，要說得明白，可得要用上整本書的篇幅，太多的醫學術語對家長也幫不了大忙，因而簡單且易於查閱的症狀處置流程圖，便成為最實用的資訊了。以下「吐奶原因搜尋及處置流程圖」（見第138頁）希望能帶給各位家長一個清楚易懂的處理依據，讓您在面對小寶貝吐奶時，不致驚慌失措，而能拿捏分寸，做正確的判斷及必要的處置。當然，如果您沒有把握自行判斷寶寶的狀況，那麼就不用勉強自己擔心受怕，直接帶孩子去看小兒科醫師，是最穩當的做法。

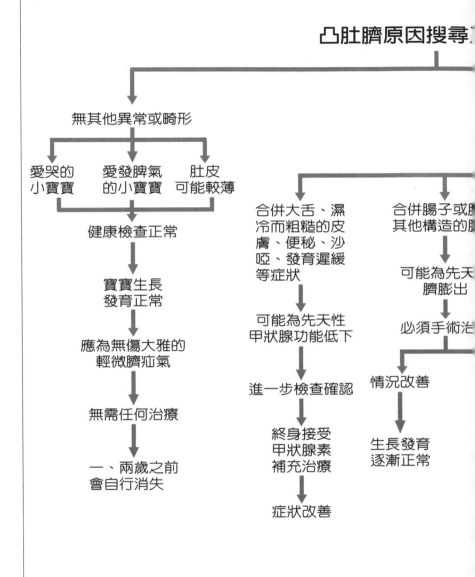

凸肚臍原因搜尋[

無其他異常或畸形

愛哭的　　愛發脾氣　　肚皮
小寶寶　　的小寶寶　　可能較薄

健康檢查正常

寶寶生長
發育正常

應為無傷大雅的
輕微臍疝氣

無需任何治療

一、兩歲之前
會自行消失

合併大舌、濕
冷而粗糙的皮
膚、便秘、沙
啞、發育遲緩
等症狀

可能為先天性
甲狀腺功能低下

進一步檢查確認

終身接受
甲狀腺素
補充治療

症狀改善

合併腸子或胃
其他構造的膨

可能為先天
臍膨出

必須手術治

情況改善

生長發育
逐漸正常

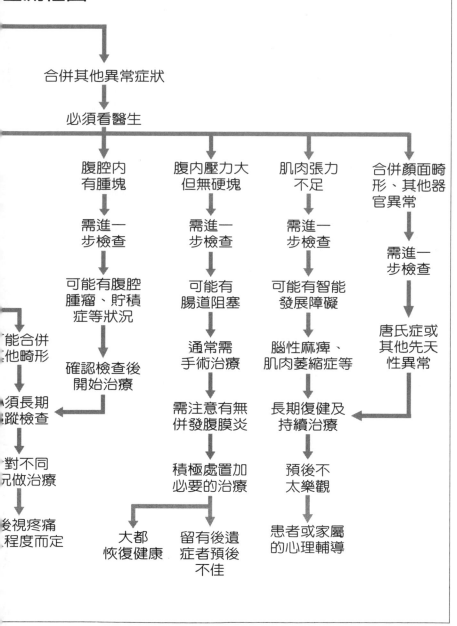

置流程圖

合併其他異常症狀

必須看醫生

| 腹腔內有腫塊 | 腹內壓力大但無硬塊 | 肌肉張力不足 | 合併顏面畸形、其他器官異常 |

- 腹腔內有腫塊 → 需進一步檢查 → 可能有腹腔腫瘤、貯積症等狀況 → 確認檢查後開始治療
- 腹內壓力大但無硬塊 → 需進一步檢查 → 可能有腸道阻塞 → 通常需手術治療 → 需注意有無併發腹膜炎 → 積極處置加必要的治療 → 大都恢復健康 / 留有後遺症者預後不佳
- 肌肉張力不足 → 需進一步檢查 → 可能有智能發展障礙 → 腦性麻痺、肌肉萎縮症等 → 長期復健及持續治療 → 預後不太樂觀 → 患者或家屬的心理輔導
- 合併顏面畸形、其他器官異常 → 需進一步檢查 → 唐氏症或其他先天性異常 → 長期復健及持續治療

（左側）
...能合併...他畸形
...須長期...蹤檢查
...對不同...況做治療
...後視疼痛...程度而定

吐奶原因搜尋及處置流程圖

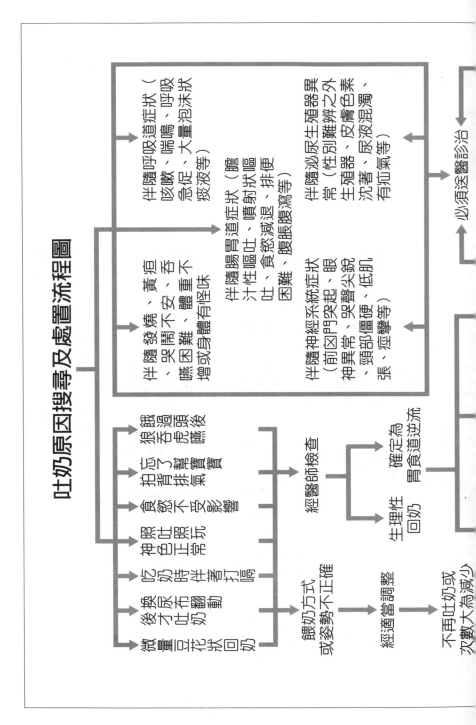

吐奶原因搜尋及處置流程圖

餓過頭狼吞嚥後

忘了拍背幫寶寶排氣

食慾不受影響

神色照吐照玩正常

吃奶時伴著打嗝

換尿布翻動後才吐奶

微量豆花狀回奶

餵奶方式或姿勢不正確

經適當調整

不再吐奶或次數大為減少

經醫師檢查

生理性回奶

確定為胃食道逆流

伴隨發燒、黃疸、哭鬧不安、嚥困難或身體有怪味、體重不增

伴隨腸胃道症狀（膽汁性嘔吐、噴射狀嘔吐、食慾減退、排便困難、腹脹腹瀉等）

伴隨呼吸道症狀（咳嗽、喘鳴、呼吸急促、大量泡沫狀痰液等）

伴隨神經系統症狀（前囟門突起、眼神異常、哭聲尖銳、頸部僵硬、低肌張、痙攣等）

伴隨泌尿生殖器官異常（性別難辨之外生殖器、皮膚色素沈著、尿液混濁、有疝氣等）

必須送醫診治

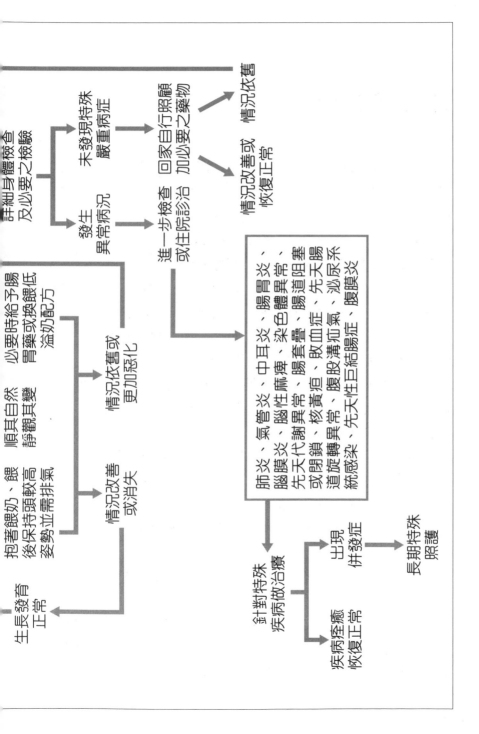

13 沒有肛門

　　形容一個人個性耿直、直腸子，便說人家是一根腸子通到底，實在有欠文雅；不過若純就身體結構而言，每人的腸胃消化系統全都通向同樣一個，並且是唯一的一個出口，俗稱「屁眼」或「屁股」的肛門，是再自然不過的事了。

　　所有人們攝取的食物，從小嬰兒的母奶或配方奶，到成年人五味俱全、土洋雜陳的餐飲，經過口腔短暫的加工，再由腸胃道進行消化與吸收，最後剩下來的殘渣便形成糞便，累積到一定份量之後非得由肛門排出才行。這樣的構造與功能之正常與否非常要緊，事關每個生命個體的生存及生長發育，也因此每個人似乎天經地義就都應該擁有一套有著正常出口的腸胃消化系統。然而事與願違，大約每5,000位新生兒當中便有一位會罹患先天性無肛症（Imperforate anus），讓父母家人錯愕、傷心，不知如何是好，也讓新生命在人生伊始便蒙上一層陰影。

　　到底小寶寶怎麼會罹患無肛症的？是不是真的像民間傳說是上輩子造的孽？還是沒積陰德？或者是在懷孕過程中不小心去動了胎神，搬動了床？其實這些都是毫無根據的說法，不只於事無補，反倒會造成家長心理的二度傷害。

　　生了無肛症的**寶寶**，並不是誰的錯，或是因果報應，純粹只是胚胎發育早期每個人類新生命都可能要面對的一定百分比的風險，有的孩子就這樣不幸碰上了，**寶寶**與家長其實都是無辜的受害者。當知道孩子罹患了無肛症，家長應該坦然接受，並積極尋求專業醫護人員的協助，仔細探查有無其他併發症，

以及安排適當的手術矯正治療和必要的相關照顧措施。以下
「沒有肛門的原因搜尋及處置流程圖」（見第142頁）提供給各位讀
者參考，希望只是備而無用，當作醫學知識領域的擴充。

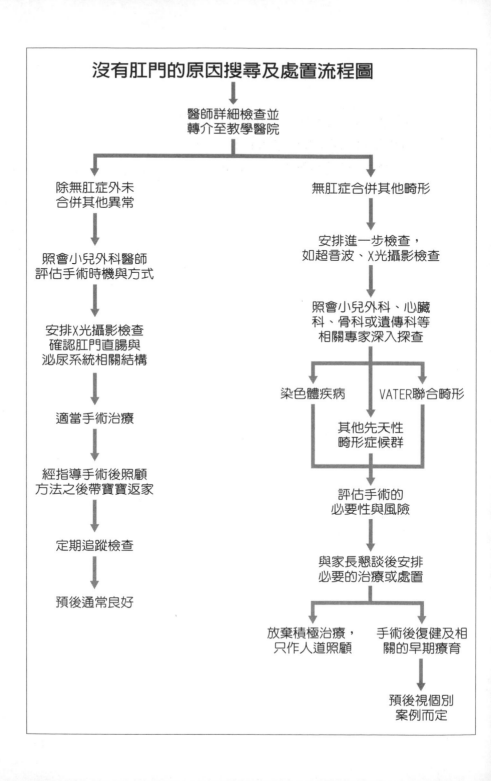

沒有肛門的原因搜尋及處置流程圖

醫師詳細檢查並
轉介至教學醫院

除無肛症外未合併其他異常

照會小兒外科醫師
評估手術時機與方式

安排X光攝影檢查
確認肛門直腸與
泌尿系統相關結構

適當手術治療

經指導手術後照顧
方法之後帶寶寶返家

定期追蹤檢查

預後通常良好

無肛症合併其他畸形

安排進一步檢查,
如超音波、X光攝影檢查

照會小兒外科、心臟
科、骨科或遺傳科等
相關專家深入探查

染色體疾病   VATER聯合畸形

其他先天性
畸形症候群

評估手術的
必要性與風險

與家長懇談後安排
必要的治療或處置

放棄積極治療,   手術後復健及相
只作人道照顧   關的早期療育

預後視個別
案例而定

5 關於肌肉骨骼發育的症狀

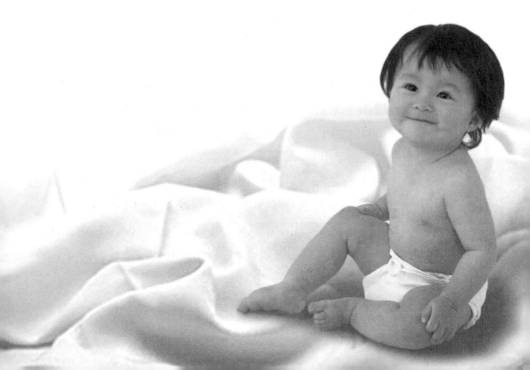

1 身體軟趴趴、不硬挺

　　迎接新生命到來的新科父母，在度過了幾天的慌亂適應期，終於稍稍摸清了自家小寶貝的習性，餵奶不再手忙腳亂了，洗澡、換尿布也逐漸駕輕就熟了，對如何哄寶寶入睡也有點心得了。唯一讓部份新手爸媽有點不太放心的，便是小寶貝怎麼軟趴趴的，一點也不硬挺，抱起來有時還真不順手，生怕一不留神會把寶寶給抱溜了，會傷了腦袋、身體什麼的。

　　即使每天小心翼翼的照顧，脖子也還是搖搖晃晃，無法自行控制。這種情況在抱起娃娃來的時候更為明顯，讓家長心中不禁起疑。這時候既困惑又緊張的家長該如何是好呢？

　　事實上，寶寶的身體柔軟度和張力是由肌肉的力量及協調性所撐起來的，又稱為「肌肉張力」，而肌肉張力的正常與否，除了和肌肉本身是否發達、力量是否足夠有關之外，還跟韌帶、關節的功能息息相關，更與大腦中樞的管控能力是否成熟、穩定有密切關聯。三、四個月大以下的小嬰兒，肌肉張力尚不十分穩固，主要便與上述的因素有關，是一種正常的生理現象。只要時間到了，發育成熟了，便能夠逐漸硬挺起來。

　　不過不可諱言的，確實有部份異於常態的「張力不足」寶寶，需要及早的發現，以便把握診斷與治療的契機，讓孩子的病情不被延誤，且能因及早的診治而有挽救、彌補的機會。下面的「張力不足寶寶的原因搜尋及處置流程圖」（見第146頁），提供給各位關心孩子健康的家長一個實用、簡便的參考。

② 兩側肢體不一樣大

　　在眾人的印象中，每個正常人都應該有勻稱、兩側相對等的四肢，這樣的觀念大致上沒有錯，不過嚴格來看，左右兩側些微的差異是相當普遍的現象，但總不至於造成顏面異常或肢體活動受限。因此，當兩側肢體有明顯的大小不一樣，甚至長短不一致的情況時，便是異常情況，需積極尋求醫師協助，及早找出可能的原因，並給予寶寶必要的治療或定期的追蹤檢查。

　　在胚胎發育的早期，經由調控生長發育之一系列基因的作用，逐漸由受精卵發展出左右對稱的身體與四肢，這個過程當中尚需諸多的環境因素配合，例如營養的補給、血液的供輸、胎盤功能的穩定、子宮腔提供安全且足夠的生長空間，以及不能有各種致畸胎因子的侵犯等，才會造就出正常的小生命。如果這些重要因素當中的任何一個出了問題，便可能產生肢體發育異常，甚至缺損了肢體。當家長發覺孩子有兩側肢體大小不對稱時，應儘快帶孩子看醫生。

　　以下「兩側肢體不一樣大的原因搜尋及處置流程圖」（見第148頁）可提供大家參考，早期發現之後趕快尋求專科醫師的協助。

⊙附註：
- KTWS為一種局部性的先天血管及淋巴系統發育異常。
- RSS（Russell-Silver氏症候群）為一種先天性異常，患者生長發育極差，非常瘦小，兩側肢體甚至臉部有不對稱發育，智能大都正常。

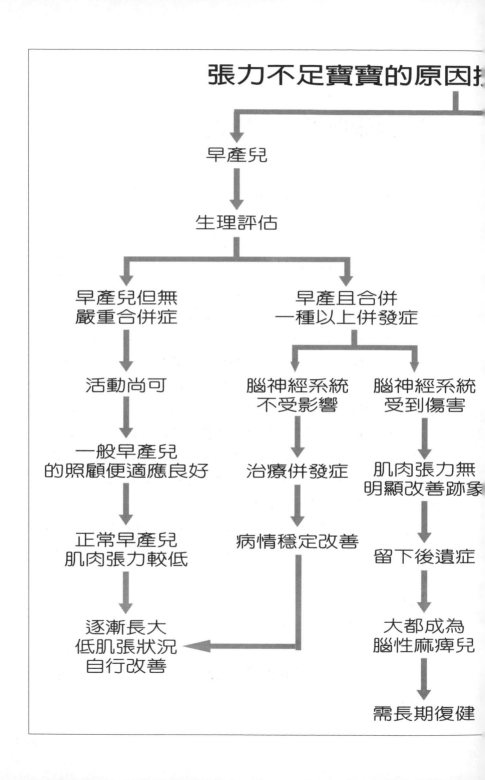

張力不足寶寶的原因扰

早產兒

生理評估

早產兒但無
嚴重合併症

早產且合併
一種以上併發症

活動尚可

腦神經系統
不受影響

腦神經系統
受到傷害

一般早產兒
的照顧便適應良好

治療併發症

肌肉張力無
明顯改善跡象

正常早產兒
肌肉張力較低

病情穩定改善

留下後遺症

逐漸長大
低肌張狀況
自行改善

大都成為
腦性麻痺兒

需長期復健

及處置流程圖

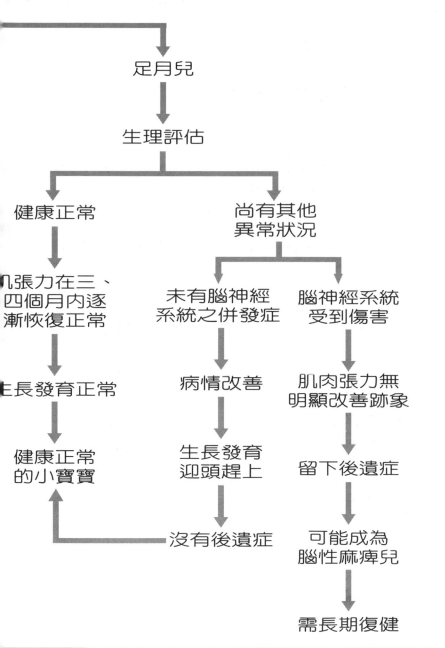

足月兒

↓

生理評估

健康正常　　　　　　　尚有其他
　　　　　　　　　　　異常狀況

肌張力在三、　　　未有腦神經　　　腦神經系統
四個月內逐　　　　系統之併發症　　受到傷害
漸恢復正常

生長發育正常　　　　病情改善　　　　肌肉張力無
　　　　　　　　　　　　　　　　　明顯改善跡象

健康正常　　　　　　生長發育　　　　留下後遺症
的小寶寶　　　　　　迎頭趕上

　　　　　　　　　沒有後遺症　　　　可能成為
　　　　　　　　　　　　　　　　　腦性麻痺兒

　　　　　　　　　　　　　　　　　需長期復健

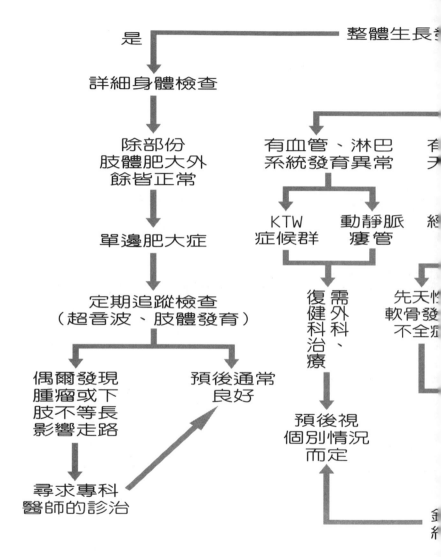

兩側肢體不一樣大的

整體生長

是

詳細身體檢查

除部份
肢體肥大外
餘皆正常

有血管、淋巴
系統發育異常

有
天

單邊肥大症

KTW
症候群

動靜脈
瘻管

終

定期追蹤檢查
（超音波、肢體發育）

需外科、
復健科
治療

先天性
軟骨發
不全症

偶爾發現
腫瘤或下
肢不等長
影響走路

預後通常
良好

預後視
個別情況
而定

尋求專科
醫師的診治

鈴
綜

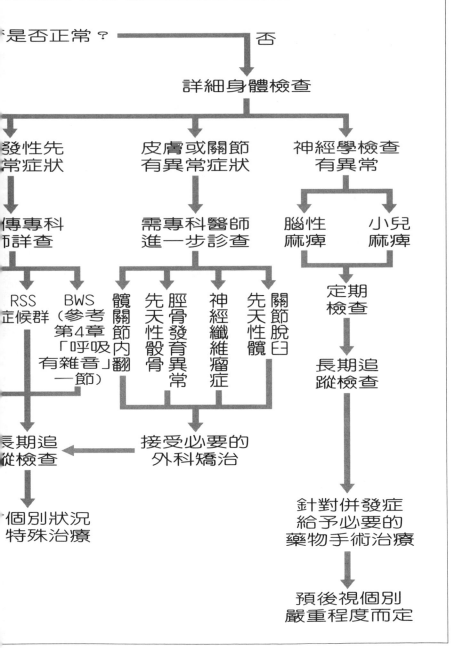

因搜尋及處置流程圖

是否正常？ ——————— 否

詳細身體檢查

發性先
常症狀

皮膚或關節
有異常症狀

神經學檢查
有異常

傳專科
師詳查

需專科醫師
進一步診查

腦性
麻痺

小兒
麻痺

RSS
症候群

BWS
（參考
第4章
「呼吸
有雜音」
一節）

髖關節內翻

先天性骭骨

脛骨發育異常

神經纖維瘤症

先天性髖

關節脫臼

定期
檢查

長期追
蹤檢查

長期追
蹤檢查

接受必要的
外科矯治

個別狀況
特殊治療

針對併發症
給予必要的
藥物手術治療

預後視個別
嚴重程度而定

3 是否發育不良？

　　白胖可愛的小寶寶人見人愛。在一般人的刻板印象中，似乎白白胖胖的小嬰兒才是健康寶寶，孩子面黃肌瘦一定是有問題了，養了半天老是長不大當然也有問題，不過光只是不白不胖，一副「排骨仙」的輕靈模樣，到底算不算有毛病？不少家長心中都有這樣的疑問。

　　如何正確地評估寶寶的生長發育狀況，是一個相當重要的課題。讓我們在陪伴著孩子成長的過程當中，踏實地知道一切是否平順，所憑藉的其實就是平時的養育與照顧，仔細地觀察孩子的智能與發展的軌跡，以及按時記錄孩子生長發育的情形。

　　孩子到底長得好不好？體重夠不夠？並不能光憑主觀的認定，最簡便客觀的參考標準便是由衛生署所制定的我國兒童身體發育曲線表，這個正常生長發育指標登載在每本「兒童健康手冊」的第六到九頁中，分別有零到六歲男孩與女孩的身高、體重、頭圍、胸圍等四項正常發育曲線。

　　每位家長應該由孩子出生時的基本資料開始登記，在孩子接受定期健康檢查與預防注射時，一定也要查詢孩子的生長發育資料，並請醫護人員指導，學習評估孩子的發育是否正常，而且要小心記錄完整的指數與相關資訊。

　　當觀察到孩子的成長老是吊車尾，且一直在第十百分位以下，甚至都要掉到倒數第三名的第三百分位了，就必須先確定孩子是否只是體重較同齡兒童輕，還是連身長、頭圍、胸圍都

落後了；同時也要了解孩子是否早產，父母從小的身材與生長狀況如何，以及孩子的飲食情形和智能發展進度如何，這樣才算完成一個較客觀的評估。

體格的成長，除了與後天的照顧及營養的調理有密切相關之外，其實先天遺傳的條件也決定了大半。簡單來說，如果父母都是「拿破崙式」的嬌小身材，幾乎不可能生出「張伯倫式」長人體材的子女，反之亦然。當然也絕不能忽略了身體成長時，智能同步的發展。

長不胖的孩子很可能只是體格原本如此，一切的健康狀況良好，看起來瘦歸瘦，生長的情形仍在正常曲線範圍內，以低標準穩定前進。然而，也有可能是慢性腹瀉、消化吸收不良、營養攝取不足、巨結腸症、先天性心臟病、新陳代謝異常、內分泌疾病、甚至腦瘤等重大疾病的表徵或先兆，則不能等閒視之。

以下所附的「長不胖的原因搜尋及處置流程圖」（見第152頁）提供給各位家長，做為初步判斷的參考，若有疑問應儘快尋醫求治，或諮詢專業人員。

長不胖的原因搜尋及處置流程圖

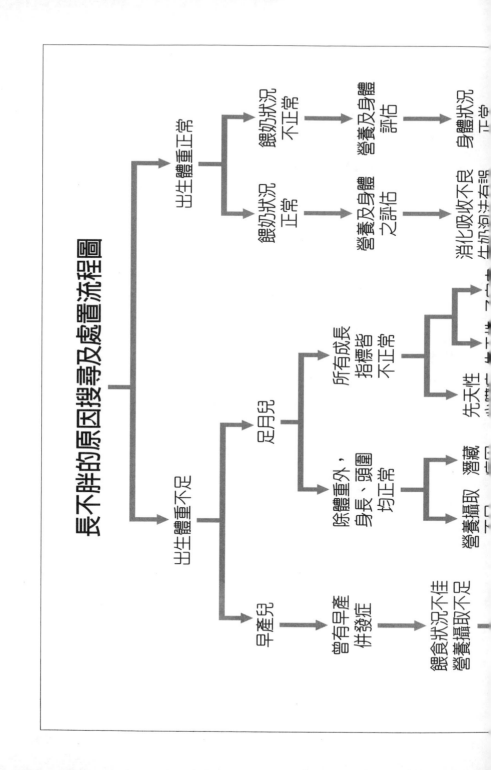

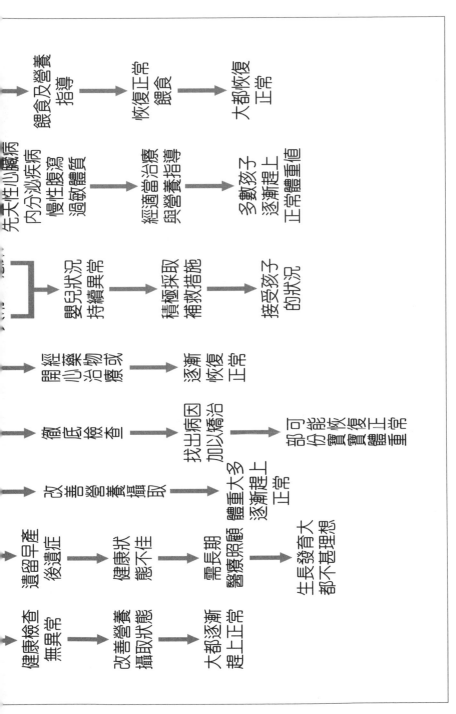

先天性心臟病
內分泌疾病
慢性腹瀉
過敏體質

餵食及營養指導 → 恢復正常餵食 → 大都恢復正常

經過適當治療與營養指導 → 多數孩子逐漸趕上正常體重值

嬰兒狀況持續異常 → 積極採取補救措施 → 接受孩子的狀況

經藥物或開心治療 → 逐漸恢復正常

徹底檢查 → 找出病因加以矯治 → 部分可能寶寶體重恢復正常

改善營養攝取 → 體重大多逐漸趕上正常

遺留早產後遺症 → 健康狀態不佳 → 需長期醫療照顧 → 生長發育大都不甚理想

健康檢查無異常 → 改善營養攝取狀態 → 大都逐漸趕上正常

體重是否太輕？

　　出生體重沒有個3、4公斤，起碼也要2.7、2.8公斤以上才算正常，少於這樣的體重，除非是早產兒，否則一定是有問題了。這種說法或觀念到底正不正確呢？

　　其實出生體重的多少，只是判斷新生兒健康狀況是否良好的種種指標之一，必須配合其懷孕週數來評估，再加上頭圍、胸圍、身長及生理成熟度等數據做一個完整的考量，才能比較準確地掌握小寶寶真實的生理健康狀況，以此來判斷寶寶的體重斤兩是否足夠，或體重是否真的太輕才有意義。

　　例如一個懷孕週數37～40週的足月兒，體重可能在2.5公斤上下，經過詳細的生理評估發現，其實真正懷孕週數──即真實的生理成熟度──只有34週。也就是說，用媽媽的最後一次月經（Last menstrual period，LMP）來推算寶寶預產期的方法並不十分準確，每位寶寶出生之後都必須接受小兒科醫師仔細的身體檢查及生理評估，才能確實知道小寶寶的真實懷孕週數是否與推測的一致，以及相對應於此，真實懷孕週數的生理狀況是否都正常。

　　對於一位懷孕週數34週而出生體重為2.5公斤的新生兒而言，是屬於正常體重（Appropriate for gestational age，AGA），不過必須注意早產兒的特殊照顧及種種可能併發症的處置。如果疏於此項評估，誤以為寶寶是足月兒，只是體重不太理想，則照顧上可能會遭遇事前未能掌握的突發狀況，如呼吸窘迫、體溫不穩、低血糖等，延誤了適當的治療時機，以致發生本來可以避

免的併發症，那就太划不來了。

　　另一個相反的情形是，**寶寶體重太輕**，不足2.5公斤，以為是早產兒，而其實是足月的體重不足兒（Small for gestational age, SGA），此時必須小心探索其「子宮內生長遲緩」的可能因素，並注意其頭圍是否正常，有無合併其他器官的缺陷，而且應該長期追蹤這個孩子的生長發育及智能發展，若提早發現問題，提早給予必要的療育，可以將傷害減至最低。如果寶寶經檢查評估確實為早產兒，則應接受必要的特殊照護。

　　因此，小寶貝的體重是否太輕，不能單憑主觀的感覺，甚至連由母親最後一次月經所推定的預產期，都只能當做參考，必須要經過小兒科醫師仔細的檢查與評估，並小心觀察出生後三到五天內的生理情況，與醫護人員有良性的溝通，並由小兒科醫師處獲得確實的評估及適當的照顧資訊，這樣孩子的健康才會有保障。以下「出生體重太輕的原因搜尋及處置流程圖」（見第156頁），提供給各位家長一個較有條理的資訊，做為參考。

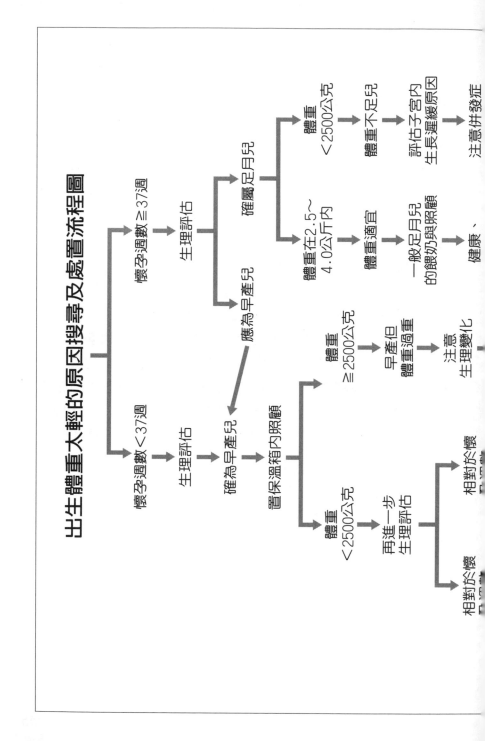

出生體重太輕的原因搜尋及處置流程圖

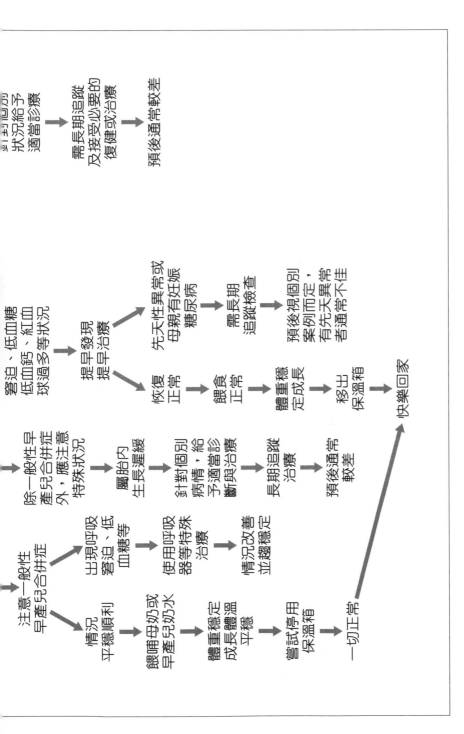

⑤ 姿勢不正、彎腰駝背

　　「抬頭挺胸、姿勢端正」、「腰桿打直，儀態從容」似乎是大家對所謂正常姿態的一般印象。看到一個孩子站無站相、坐無坐姿，彎腰駝背、東倒西歪，總有人會忍不住要去糾正他，一定要教會孩子正確的姿勢和禮儀才能安心。而當為人父母者發現孩子的不雅姿態怎麼努力都無法矯正，甚且察覺孩子的背脊骨歪歪的，或是膨膨的，這下子可是非同小可，絕大多數的家長都會緊張萬分，深怕這樣的情況會影響到孩子將來的生長發育或體態與姿勢，若不即早治療，會造成終身的遺憾。前述的狀況最可能就是醫學上所稱的脊柱側彎(Scoliosis)。

　　所謂「脊柱側彎」，指的是以站立、坐直、側躺或俯臥姿勢下，觀察到脊柱偏離了正常的直線組合。檢查脊椎走向正常與否，最標準的姿勢是讓孩子輕鬆自然地站直，然後再讓孩子向前做九十度鞠躬狀，這時候觀察並記錄在這兩種姿勢時，孩子的兩側肩膀及兩側腰際是否等高？左右兩邊對稱位置的肋骨是否在同一水平？脊椎是否呈一直線？若孩子有兩側不對稱、兩肩兩腰不等高及脊柱不直的情況（見附圖七「脊柱側彎圖」），便能據以判斷孩子確有「脊柱側彎」，應該趕快找小兒骨科或小兒神經科醫師做進一步的診治。在孩子尚不會站立的階段，坐直的姿勢也可以做相當準確的觀察與判斷，至於俯臥或側躺的姿勢則較難客觀判明是否有脊柱側彎的現象。

　　脊柱側彎的原因相當多，有的是良性的狀況，只要長期追蹤觀察，同時養成孩子良好的姿勢和規律的運動及生活習慣，

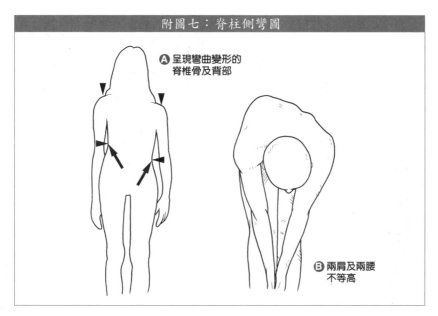

附圖七：脊柱側彎圖

Ⓐ 呈現彎曲變形的
脊椎骨及背部

Ⓑ 兩肩及兩腰
不等高

當孩子逐漸長大，脊柱側彎的情況就會自然改善；而有的脊柱側彎則是導源於神經肌肉病變、先天性脊椎畸形及某些特殊的疾病或症候群。脊柱側彎的發生率不低，而其病因繁多，部份病症具有遺傳可能，因此需要判別其真正成因，給予適當的醫療照顧，必要時尚需尋求遺傳諮詢的協助，以避免疾病的再發。以下「脊柱側彎的原因搜尋及處置流程圖」（見第160頁）提供給各位關心孩子健康的家長一個簡明扼要的指引。

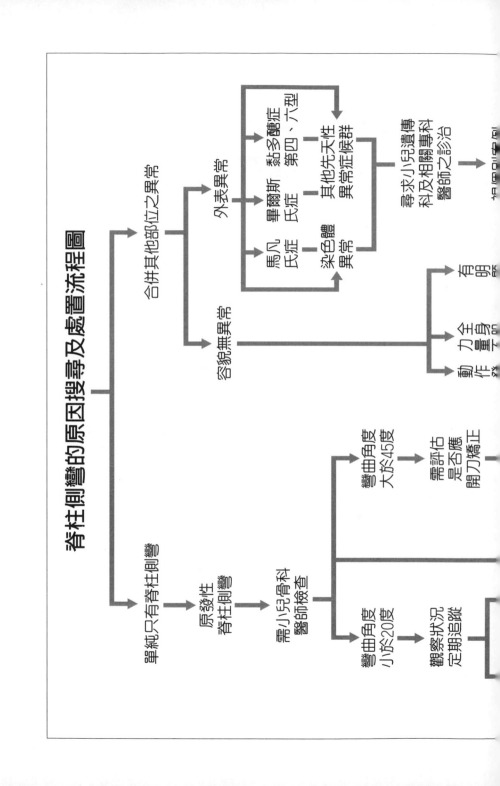

脊柱側彎的原因搜尋及處置流程圖

單純只有脊柱側彎 → 原發性脊柱側彎 → 需小兒骨科醫師檢查

彎曲角度大於45度 → 需評估是否應開刀矯正

彎曲角度小於20度 → 觀察狀況定期追蹤

合併其他部位之異常

外表異常

馬凡氏症

畢爾斯氏症

黏多醣症第四、六型

染色體異常

其他先天性異常症候群

尋求小兒遺傳科及相關專科醫師之診治

容貌無異常

動作發展

全身力量

有明顯

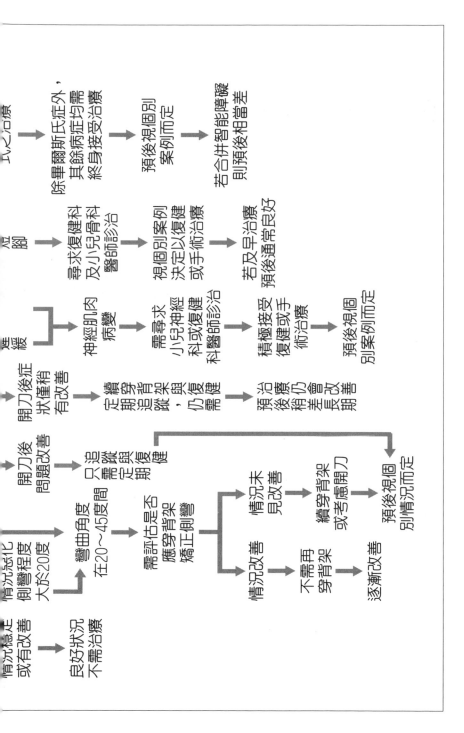

⑥ 多一根手指頭

　　人的雙手萬能，雙手與十指的結構和功能是大自然的巧妙安排，藉由遺傳基因的指令，在人類胚胎的孕育早期，約當懷孕六到八週之間，小小胎兒便已雛型初具，擁有十隻手指頭，然而當孕育生命的過程出現了狀況，手指的形成過程產生誤差，而造成多指現象時，可會教沒有心理準備的家長們既吃驚、又疑惑，生怕自己的心肝寶貝會不會有什麼先天性缺陷。

　　卻也有部份家長在得知孩子有多指的情況時，老神在在，一點也不驚慌，原來他們家有家族遺傳的多指症，二三代有近半的成員都是多指族，而且個個智能正常，成就不錯。到底寶寶有多指的情況要不要緊？

　　胚胎時期手指、腳趾的連續且繁複的步驟，精密而環環相扣，背後均受到一整組基因詳細、有條理的指示才得順利完工。如果有任何直接或間接影響遺傳訊息傳遞的因素存在時，則手指或腳趾畸形的情況便會發生，多指（或趾）症只是這其中較常見的一種異常罷了。多指症可以單獨存在，也可能伴隨其他一種或多種先天性異常，雖說大多數的多指現象均由突變而來，不過也有家族遺傳的可能性，必須小心分辨。單純的多指症預後良好，不致對孩子的智能造成不良影響，而合併多重畸形的多指症，其預後則視所合併畸形的種類及嚴重程度而定。以下「多一根手指頭原因搜尋及處置流程圖」（見第163頁）提供給大家參考。

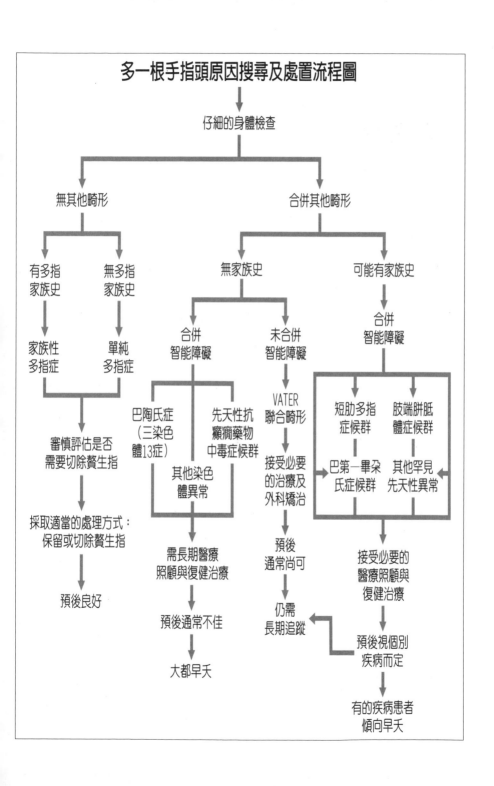

多一根手指頭原因搜尋及處置流程圖

仔細的身體檢查

無其他畸形

- 有多指家族史 → 家族性多指症
- 無多指家族史 → 單純多指症

審慎評估是否需要切除贅生指

採取適當的處理方式：保留或切除贅生指

預後良好

合併其他畸形

無家族史

- 合併智能障礙
  - 巴陶氏症（三染色體13症）
  - 先天性抗癲癇藥物中毒症候群
  - 其他染色體異常

  需長期醫療照顧與復健治療

  預後通常不佳

  大都早夭

- 未合併智能障礙
  - VATER聯合畸形

  接受必要的治療及外科矯治

  預後通常尚可

  仍需長期追蹤

可能有家族史

- 合併智能障礙
  - 短肋多指症候群
  - 肢端胼胝體症候群
  - 巴第一畢朵氏症候群
  - 其他罕見先天性異常

  接受必要的醫療照顧與復健治療

  預後視個別疾病而定

  有的疾病患者傾向早夭

⑦ 斷掌

　　民間有關斷掌的傳說繪聲繪影，有時又言之鑿鑿，再加上各類媒體的推波助瀾，教人似乎無法不把它當一回事，再仔細思量，卻又半信半疑困惑不已。到底斷掌是如何形成的？是否真的會對個人的身體機能、智力、運勢，甚或壽命造成影響？有斷掌的孩子是不是表示有先天性異常或是唐氏症？且讓我們一起來了解斷掌的真相，釐清有關斷掌的種種迷思。

　　斷掌又稱為猿型掌紋（Simian crease），是人類皮膚紋路、尤其是手掌紋路的一種變異型（見附圖八）。最複雜且具備個人特徵的皮紋出現在手指、手掌、腳趾及腳掌，主要受到遺傳因素的控制，決定其特殊紋路如何構成；不過較明顯且深的簡單橫紋，尤其與指趾關節運動或掌部活動有關的紋路（即俗稱的生命線、感情線、事業線等，及指、趾關節處之橫紋），也受到部份環境因素的影響。針對錯綜複雜卻又深具特異性的皮紋，科學界發展出一套專門的學問，稱之為皮紋學（dermatoglyphics），目前已廣泛地被應用在身份辨認、罪犯追查及臨床醫學輔助診斷等用途上，倒沒聽說過被用來「算命」或「臆斷財運」的。

　　掌紋其實是人類皮膚紋路的一部份，它的形成當然主要仍是由遺傳因子來操控，少部份則是受到胚胎發育早期某些環境因素（特別是會妨礙手部關節運動者）的影響。斷掌是種種掌紋變化當中較為人熟知的一種，其產生的原因與各種遺傳或環境因素的交互作用息息相關，大都與人體的健康狀況無直接關聯性。斷掌不過是胚胎發育過程當中眾多獨特的表徵之一，用來彰顯

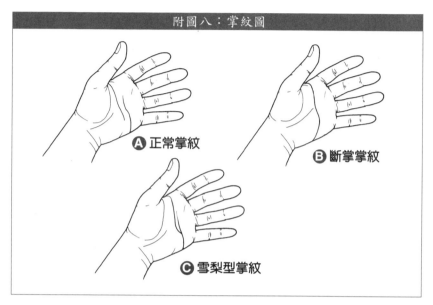

附圖八：掌紋圖

Ⓐ 正常掌紋

Ⓑ 斷掌掌紋

Ⓒ 雪梨型掌紋

自我，或用作某些症候群診斷的線索則可，千萬不要誤以為斷掌真的會造成疾病或帶來災厄。根據統計，4%的正常人有單手斷掌，而至少有1%的正常人則雙手均為斷掌，也沒聽說這麼龐大的斷掌族群會特別走霉運，斷掌媳婦會剋夫更是沒憑沒據的迷信。

常言道「命運掌握在每個人的手裡」，其實這只是鼓勵人的一種說法，可不要真的以為人的命運就由手中區區幾條紋路來底定，而忽略了每個人豐富的特質及後天努力的重要性，「斷掌原因搜尋及處置流程圖」（見第166頁）提供給各位關心孩子健康的家長參考。

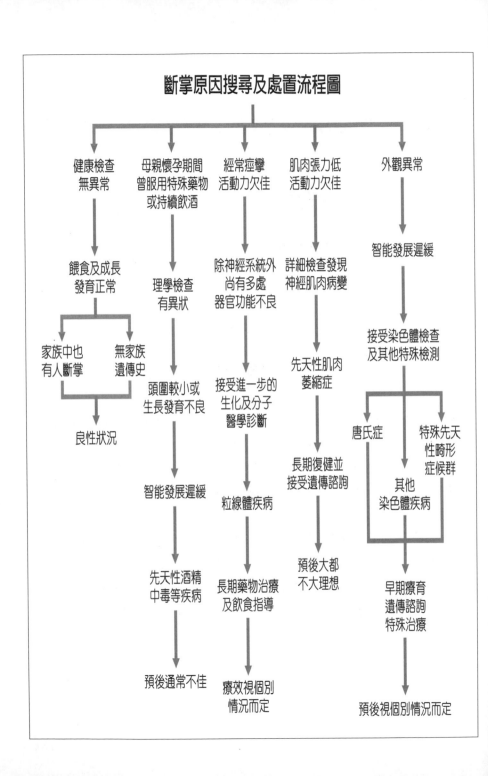

斷掌原因搜尋及處置流程圖

健康檢查
無異常

母親懷孕期間
曾服用特殊藥物
或持續飲酒

經常痙攣
活動力欠佳

肌肉張力低
活動力欠佳

外觀異常

餵食及成長
發育正常

理學檢查
有異狀

除神經系統外
尚有多處
器官功能不良

詳細檢查發現
神經肌肉病變

智能發展遲緩

家族中也
有人斷掌

無家族
遺傳史

頭圍較小或
生長發育不良

接受進一步的
生化及分子
醫學診斷

先天性肌肉
萎縮症

接受染色體檢查
及其他特殊檢測

良性狀況

智能發展遲緩

粒線體疾病

長期復健並
接受遺傳諮詢

唐氏症

特殊先天
性畸形
症候群

其他
染色體疾病

先天性酒精
中毒等疾病

長期藥物治療
及飲食指導

預後大都
不大理想

早期療育
遺傳諮詢
特殊治療

預後通常不佳

療效視個別
情況而定

預後視個別情況而定

6

其他的症狀

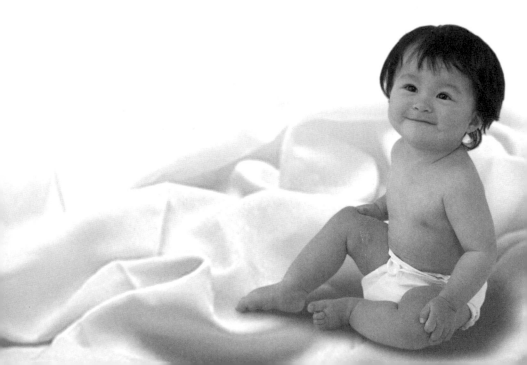

1 新生兒篩檢

　　前人有云：「上醫者醫其未病」，意思是最高明的醫術或醫師應當能見人所未見，在病人症狀尚未出現之前，便能診斷出所患的疾病，使治療的結果達到最佳境界。新生兒篩檢的用意即著眼於此，讓六種極為嚴重的先天性疾病在未發作之前即能加以診斷，及時給予有效治療及指導，而讓家長有驚無險，協助小寶寶渡過難關。

　　所謂新生兒篩檢，是「新生兒先天性代謝疾病篩檢」的簡稱，乃利用簡便、可靠的濾紙片採血法，在小寶寶出生之後第三到第五天，經適當餵奶後，扎腳跟採少量的血液滴在濾紙片上，待陰乾之後，封袋寄交篩檢中心，整個的篩檢作業流程請參考下面的流程圖（見第172頁）。新生兒篩檢的目的在於及早檢測出幾種常見，又可以在新生兒期加以治療的先天性代謝疾病。

　　事實上，某些先天性代謝疾病若能在嬰兒期早期診斷並開始治療，往往可以得到很好的療效，患兒可以和正常人一樣地生活，智能發展幾乎不會受到損傷。由於絕大多數的先天性代謝疾病在嬰兒早期症狀表現並不明顯，因此必須藉助新生兒篩檢來作早期的發現與治療。

　　國內現行的新生兒篩檢項目共有六種疾病：

1.先天性甲狀腺低功能症（檢驗TSH）。

2.苯酮尿症（檢驗phenylalanine）。

3.高胱胺酸尿症（檢驗methionine）。

4.半乳糖血症（檢驗galactose）。

5.葡萄糖六磷酸鹽去氫酶缺乏症（即蠶豆症體質，檢驗G6PD活性）。

6.先天性腎上腺增生症（檢驗17-hydroxyprogesterone）。

　　學理上要檢查新生兒是否有先天性代謝異常，通常必須在新生兒順利進食24小時之後，且在出生滿二到五天大，生理狀況穩定情形下，且食物經適當代謝後，再採取血液檢體送驗才有參考價值。採血時，只要將寶寶的腳跟用酒精消毒，再扎以採血針，擠出少量的血液滴在濾紙片上，等血陰乾之後再封袋寄至指定的篩檢中心。若小寶寶為早產兒或因特殊疾病而無法進食，並且生理情況不穩定、持續使用抗生素時，應等病情趨穩，抗生素已停用至少一天以上，符合採血條件時再行採血送檢。送檢時的年齡，照規定最好不要超過一個月大。

　　新生兒篩檢工作的重點是講求時效與無所遺漏，因此每位關心寶寶健康的家長都應配合這項立意良善的篩檢政策，以期在有效期間內儘早發現疾患，確認診斷並給予早期治療，以達到良好的效果。一般而言，篩檢結果有問題的個案，家長會在兩個星期之內接到電話通知，此時且慢驚慌，只要按照指示，視初檢結果，或回到原出生院所採血送去複檢（初檢結果疑陽性或檢體不良者），或立即前往政府特約的診斷治療中心——通常為大型教學醫院——接受詳細診斷並開始治療（即檢驗結果為陽性者）。若檢驗結果為正常，家長將不會接到任何通知，但請務必於寶寶滿月時帶孩子回到原出生院所接受滿月體檢，並看篩檢報告。眼見為憑，親眼看到新生兒篩檢正式報告單上寫著「陰性」才能放心。

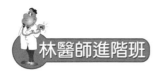
林醫師進階班

1.什麼是先天性甲狀腺低功能症？

先天性甲狀腺低功能症大部份是甲狀腺生長不正常，即無甲狀腺、甲狀腺發育不全或異位甲狀腺所致。如新生兒患有先天性甲狀腺低功能症，則會在兩、三個月逐漸表現出痴呆、小鼻、低鼻樑、皮膚及毛髮乾燥、哭聲沙啞、臍疝氣、腹脹、便秘、呼吸及餵食困難、延續性黃疸及生長發育障礙等症狀，若未能早期發現並接受治療，病情將逐漸惡化。上述症狀在新生兒期不易發現，因此早期診斷只得靠篩檢。

2.什麼是苯酮尿症？

「苯酮尿症」是一種胺基酸代謝異常的先天性疾病，又分為典型及嚴重型兩類。其症狀通常是皮膚及毛髮的顏色變淡、餵食困難、生長不良、頭圍較小，尿液和皮膚會發出霉臭味。如篩檢出此病例需及早給予特殊配方之奶粉和食物，禁食一般牛奶，所食用之其他治療飲食需有小兒科醫師和營養師的調理，嚴重型患兒尚需每天服用特殊藥物，並經常追蹤血液及尿液中的苯丙胺酸濃度。

3.什麼是高胱胺酸尿症？

高胱胺酸尿症亦是胺基酸代謝異常的疾病，部份病例有語言發展遲緩及智能障礙的情形，治療原則是給予特殊配方的奶粉和食物。這是一種較為罕見的先天性代謝異常疾病。

4.什麼是半乳糖血症？

半乳糖血症乃是不能將乳糖由正常代謝途徑，轉變成葡萄

糖的一種遺傳性碳水化合物代謝異常症。患有此病者，出生時往往沒有特殊症狀，餵乳數天後發生嘔吐、昏睡、體重不增加、肝臟腫大、甚至黃疸、抽搐等，嚴重者常因感染而死亡。症狀輕微者會有生長發育障礙、低智能、白內障、肝硬化等現象。本症靠控制飲食予以治療，給予不含乳糖及半乳糖之奶品，例如一般給腹瀉寶寶吃的豆精奶（如新素美、愛心美、愛兒素等），來代替母乳或嬰兒奶粉。如能出生一個月內確定診斷，立即給予適當治療，通常預後尚佳。

5.什麼是葡萄糖－六－磷酸鹽去氫酶缺乏症？

葡萄糖—六—磷酸鹽去氫酶缺乏症（G6PD缺乏症），就是一般所稱的「蠶豆症」，在台灣地區，平均每一百個新生兒中就有二～三個病例，男性發生率較女性為高。「蠶豆症」是因為遺傳的原因，使其紅血球內缺少葡萄糖六磷酸鹽去氫酶，在新生兒時會造成黃疸，嚴重時會形成核黃疸，未來將造成腦性麻痺症狀，有時甚至使新生兒死亡，在嬰幼兒和孩童則有引發急性溶血性貧血的可能。

面對此種疾病「預防重於治療」，在日常生活中避免吃蠶豆，衣櫥及廁所不可放置樟腦丸（萘丸），不要使用含甲基藍的染劑及某些藥物、化學物，勿任意服用成藥或偏方，並隨身攜帶「G6PD缺乏症」的注意事項卡片，以便看病時醫生可識別。經由新生兒篩檢提早得知寶寶有G6PD酵素缺乏，只表示寶寶有「蠶豆症體質」，若能注意前述事項，小寶寶便能夠避免得到真正的蠶豆症。

6.什麼是先天性腎上腺增生症？

女嬰男性化的最常見原因，詳見第3章第87頁。

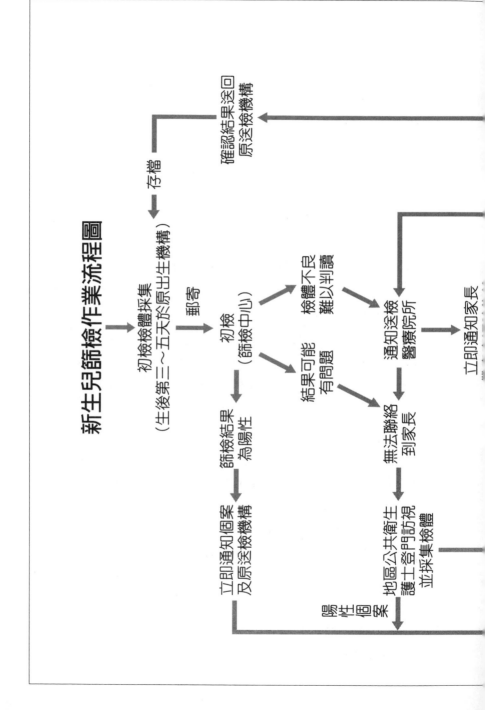

新生兒篩檢作業流程圖

初檢檢體採集
（生後第三～五天於原出生機構）

郵寄 →

初檢
（篩檢中心）

篩檢結果
為陽性 → 立即通知個案
及原送檢機構

陽性個案 → 地區公共衛生
護士登門訪視
並採集檢體

結果可能
有問題 → 無法聯絡
到家長

檢體不良
難以判讀 → 通知送檢
醫療院所 → 立即通知家長

存檔

確認結果送回
原送檢機構

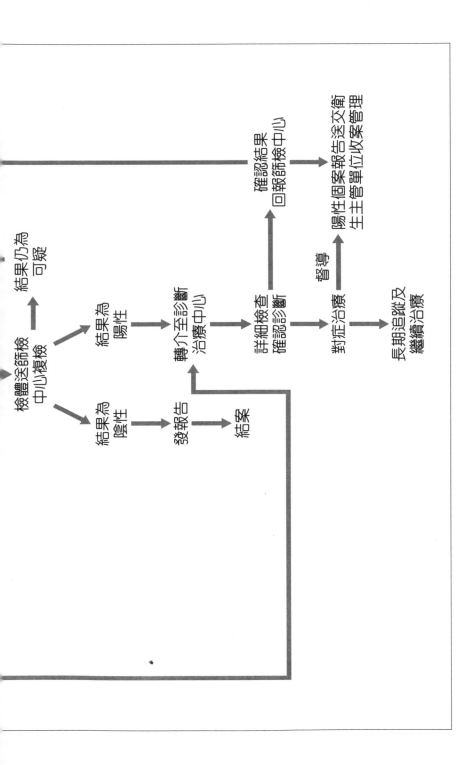

検體送篩檢中心複檢 → 結果仍為可疑 → 確認結果回報篩檢中心

結果為陽性 → 轉介至診斷治療中心 → 詳細檢查確認診斷 → 對症治療（督導）→ 長期追蹤及繼續治療 → 陽性個案報告送交衛生主管單位收案管理

結果為陰性 → 發報告 → 結案

② 新生兒黃疸

　　黃疸是台灣地區新生兒相當常見的症狀。幾乎有八、九成
本地出生的小寶寶在出生後一星期之內，會出現肉眼可辨的黃
疸現象，到底黃疸是好是壞？需不需要治療？還是只要給寶寶
壓張紅紙便可以退黃了？對於這個問題，相信每位疼惜寶寶的
家長都想要明白個究竟。

　　由於有關黃疸的傳聞太多，訛誤也不少，而相關的醫學報
導長篇累牘，深奧有之，鉅細靡遺有之，繁複迷雜有之，只是
大塊文章對於並非醫護專業人員的家長而言，並不實用，因此
本篇以症狀為主，輔以任何人皆可自行觀察的現象或指標，繪
製成鑑別診斷流程圖（見第180頁），提供各位家長一個方便可行
的處置依據，循序漸進，見招拆招，及早針對寶寶的狀況採取
必要的對策，逐步走出小寶貝可能罹病的迷團，終而恢復健
康。

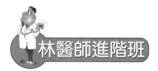
林醫師進階班

1.病理性黃疸

　　可能會對新生兒造成傷害的黃疸，即稱做「病理性黃疸」，
這是相對於良性的「生理性黃疸」而言。在台灣地區出生的
小寶寶，八、九成在出生後一個星期之內會出現暫時性的黃

疸現象，只要黃疸不要在出生後36小時內即顯現，且接下來
逐漸上升的黃疸指數不超15毫克／百毫升，即屬生理性黃
疸，大都在一至兩星期之內即自行消失。早產兒的黃疸指數
因個別的體重及妊娠週數而有所不同，必須更審慎地處理。
一般而言，早產兒生理性黃疸的消退需二～四個星期。

（1）病理性黃疸的定義

- 在出生後36小時之內出現肉眼可辨的黃疸。
- 黃疸指數（總膽紅素濃度）每天增加超過5毫克／百毫升。
- 黃疸指數超過15毫克／百毫升。
- 直接膽紅素（Direct bilirubin）濃度超過2毫克／百毫升。
- 足月兒的黃疸持續超過兩星期（有人定義為超過十天），而
  早產兒則超過二～三個星期以上。

（2）病理性黃疸的原因

- 膽紅素生成過多。
- 膽紅素排泄不良。
- 兩者兼而有之。

2.造成病理性黃疸的疾病

（1）先天性代謝異常

由於基因病變致使人體維生系統中重要的新陳代謝作用
受阻，被阻斷的生化反應途徑因而無法發揮正常功能，並
造成上游產物的堆積及下游產物的不足，而導致種種的臨
床病症。所有的先天性代謝異常均屬於單基因遺傳疾病，
絕大多數是以體染色體隱性方式遺傳，也就是說父母皆為

　　無症狀帶病因者，因此很難在事前完全加以防範。有些先天性代謝異常會波及肝臟功能，妨礙膽汁的製造及排泄，而導致病理性黃疸。針對不同的先天性代謝異常疾病，其診斷、治療的策略各不相同，有少數幾種疾病可以在新生兒期，以簡便且敏感度高的「新生兒篩檢」方法早期得到診斷，及早獲得適當的治療，而有相當不錯的療效。

（2）感染症

　　因微生物侵入人體而造成的各種疾病稱之為「感染症」。常見的病原體有細菌、病毒、黴菌、寄生蟲等。視病原體侵入的人體部位之不同，產生發病反應的特異性，當病原體侵犯了肝臟或膽囊、膽道系統，便會造成病理性黃疸。不同的感染症，治療的方法各不相同，取決於病原體的特性，藥物的敏感性及病人的個別情況，必須由醫師做最好的判斷，找出最合適的治療方式。

（3）新生兒肝炎

　　乃由不明的病因侵犯新生兒肝臟所造成的發炎反應，臨床上以黃疸為主要症狀，為延遲性黃疸最常見的原因之一，黃疸大都在出生數天或數週後才出現。有時會有腹脹、肝脾腫大及間斷性白色便或淺色便，部份病人肝機能指數異常，甲型胎兒蛋白值上升，其肝臟及膽道系統的核醫攝影檢查，大都可以見到肝、膽、腸順序的顯影，肝臟穿刺病理檢查也可以輔助診斷，以與必須開刀治療的「膽道阻塞」做區別。

　　此症無特殊有效療法，類固醇或巴比妥酸鹽的治療成效仍有爭議，長期追蹤檢查有其必要。大多數病人會自然痊

癒，不過有少數病例最後變成肝硬化或膽道阻塞。

（4）膽道阻塞

又稱膽道閉鎖（Biliary atresia），致病原因不明，可能是胎內發育時期膽道受到有害物質的影響，導致肝臟內或肝臟外膽道發育不良或完全阻塞，而造成黃疸經久不退，大便逐漸變淡黃色，甚至轉白，肝臟腫大且漸硬化，腹部表面的靜脈因「門靜脈高壓」而擴張，脾臟也會變大，若不儘快開刀，病人幾乎都會在兩歲之前死亡。最適當的手術時機應在兩個月大之前，如此不只手術成功率高，且長期存活率也相當不錯。

3.現有治療方法

（1）照光療法

乃是利用波長在425～457mm範圍內的光線，將流經皮膚表面血液中之膽紅素轉變為無害且水溶性的產物，以利排出，而達到降低黃疸的目的。

需要照光治療的情況有以下幾種：

· 早產兒黃疸指數（膽紅素質）高於10毫克／百毫升。
· 足月兒黃疸指數超過15毫克／百毫升。
· 交換輸血之後。
· 母子血型不合或任何原因導致黃疸過早出現，有造成嬰兒腦神經系統傷害者。
· 任何體重低於1500公克的早產兒有窒息、酸血症、低血糖、顱內出血等情形時，應做預防性照光治療。

（2）換血療法

又稱作交換輸血（Blood exchange transfusion， BET），其目的是
要矯正貧血、降低膽紅素濃度、除去被敏感化可能會溶血
的紅血球，及改善新生兒組織缺氧的狀況。乃是運用捐血
中心所供應的新鮮血液，經交叉試驗合格或考量母子血型
適合性，使用嬰兒全身血液二倍量的血，即2×80西西／公
斤體重，在一到一個半小時內逐量與小寶寶的血液做交換
輸血（經由臍靜脈導管來進行）。當完成之後可以換掉80％嬰兒
的紅血球，並換洗掉大部份血流中的膽紅素，以達到降低
黃疸的目的。

3 發燒

　　在小寶寶的成長過程當中總難免偶有病痛，而在種種不正常的症狀之中，最教家長憂心忡忡、寢食難安的，莫過於「發燒」了。所謂的發燒，指的是人體的溫度高過正常值，一般指肛溫大於攝氏38度而言。嬰幼兒體溫的測量以肛溫為主，應使用專用的溫度計「肛表」，測量時最好在寶寶安靜時為之，並且至少要量3分鐘以上；耳溫槍是不錯且又方便的替代工具，不過一定要按照使用說明來設定及操作。千萬不要只憑手觸摸孩子的額頭或身體來判斷是否發燒，胡亂給孩子吃退燒藥。

　　發燒本身不是病，它只是一種症狀，告訴我們孩子生病了。如果光只是發燒，是不會把腦子燒壞的，感冒、扁桃腺炎、氣管炎、肺炎、腸胃炎、泌尿系統感染，甚至穿了太多衣服的小寶寶都會發燒，然而只要腦子不發炎（沒有腦炎、腦膜炎），再怎麼燒都不會把腦袋燒壞了的。

　　發燒就如同嗚嗚作響的警報器，當警報器長鳴時，我們若只嫌它刺耳而急著把它關掉，而不去深究到底是出了什麼緊急狀況，就像是做家長的只急於替孩子退燒，只要燒退了便覺得安心，忽略了追查病因的正事，萬一因此延誤了孩子的病情，豈不是要抱撼終身了。

　　順著底下處置流程圖（見第182頁）的步驟，小心觀察孩子的變化，一步步做好必要的處理，相信大多數的小寶寶都能恢復健康的！

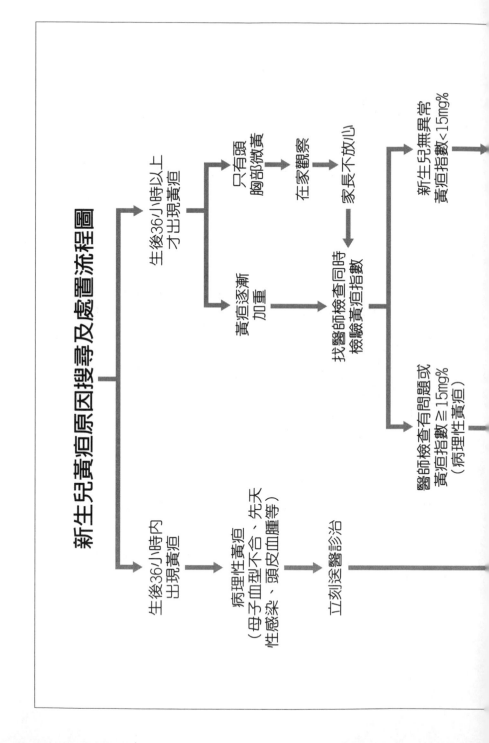

新生兒黃疸原因搜尋及處置流程圖

生後36小時內
出現黃疸

↓

病理性黃疸
（母子血型不合、先天
性感染、頭皮血腫等）

↓

立刻送醫診治

生後36小時以上
才出現黃疸

→ 只有頭
胸部微黃

→ 在家觀察

→ 家長不放心

↓

黃疸逐漸
加重

→ 找醫師檢查同時
檢驗黃疸指數

→ 新生兒無異常
黃疸指數<15mg%

醫師檢查有問題或
黃疸指數≥15mg%
（病理性黃疸）

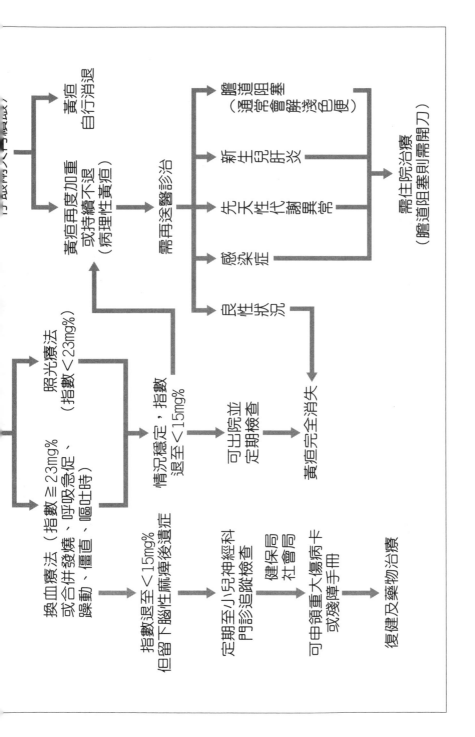

黃疸
自行消退

膽道阻塞
（通常會解淺色便）

新生兒肝炎

先天性代謝異常

感染症

良性狀況

需住院治療
（膽道阻塞則需開刀）

黃疸再度加重
或持續性黃疸
（病理性黃疸）

需再送醫診治

照光療法
（指數＜23mg%）

換血療法（指數≧23mg%
或合併發燒、呼吸急促、
躁動、僵直、嘔吐時）

情況穩定，指數
退至＜15mg%

可出院並
定期檢查

黃疸完全消失

指數退至＜15mg%
但留下腦性痲痺後遺症

定期至小兒神經科
門診追蹤檢查

健保局
社會局

可申領重大傷病卡
或殘障手冊

復健及藥物治療

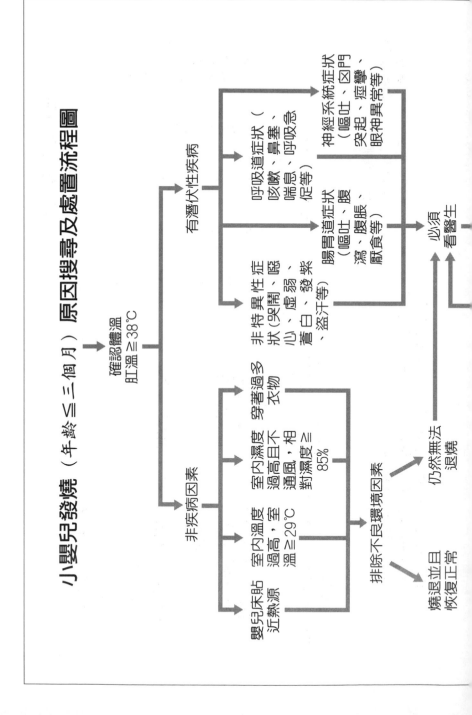

小嬰兒發燒（年齡≦三個月）原因搜尋及處置流程圖

確認體溫
肛溫≧38℃

非疾病因素

有潛伏性疾病

嬰兒床貼近熱源

室內溫度過高，室溫≧29℃

室內濕度過高且不通風，相對濕度≧85%

穿著過多衣物

非特異性症狀（哭鬧、噁心、虛弱、蒼白、發紫、盜汗等）

呼吸道症狀（咳嗽、喘息、呼吸急促等）

腸胃道症狀（嘔吐、腹瀉、腹脹、厭食等）

神經系統症狀（嘔吐、囟門突起、痙攣、眼神異常等）

排除不良環境因素

燒退並且恢復正常

仍然無法退燒

必須看醫生

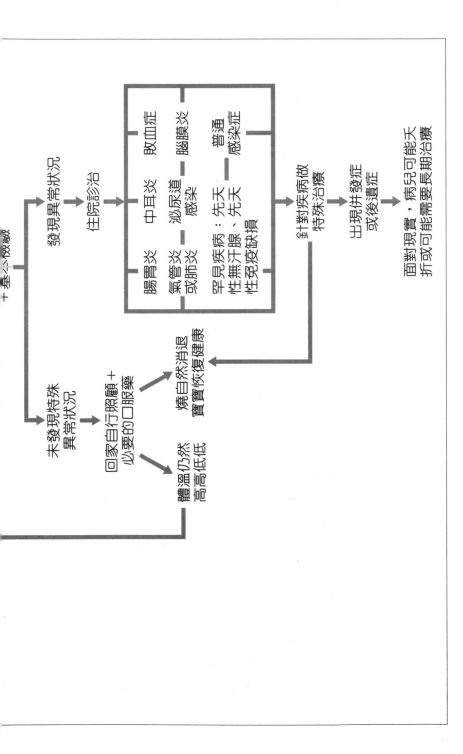

4 抽筋

　　孩子是父母的心肝寶貝，一有風吹草動，總要讓家長擔心個大半天，甚至全家總動員，務必要弄清楚孩子確實沒問題才安心。當孩子發生了俗稱「抽筋」的痙攣症，更是非同小可，生怕抽筋會傷到孩子的腦筋，更怕孩子抽筋會抽成癲癇或羊癲瘋，那下半輩子要怎麼辦？

　　痙攣是腦部異常放電所造成的局部或全身性不自主運動，有時是一陣一陣地抽動，有時則為身體僵直，一歲以下的小娃娃有時是以點頭或哈腰來呈現，更有的孩子是以短時間失神為表現，形形色色，不一而足。觀察到孩子有痙攣現象，在發作當時必須注意孩子口中是否有食物或分泌物，應想辦法將之清除，或將其頭部側向一旁，以便於引流，防止穢物嗆入呼吸道，造成吸入性肺炎。

　　大多數的痙攣會同時有意識狀態暫時喪失的情況，有的則因憋氣過久，還會造成臉孔發紫、變型等現象，無怪乎家長看到孩子抽筋會擔心得要命。痙攣大都是一時的，少數幾次、持續不久的抽筋很少會立刻傷到孩子。積極地與醫師配合，安排必要的檢查，尋找孩子抽筋的病因，對症治療，絕大多數的痙攣症都是可以醫得好的。

　　會造成孩子抽筋的因素很多，有的是良性的熱性痙攣，有的是一時的血糖過低、黃疸過高或電解質不平衡，少部份的孩子有家族遺傳的體質，也有的是先天性腦部畸形或功能異常，當然有些會直接傷到腦部的疾病如：腦炎、腦膜炎、腦出血、

腦腫瘤等，也會產生痙攣或難治性的癲癇，必須由專科醫師抽絲剝繭，探索病因，再針對個別的狀況給予妥善的治療，才可能得到最好的療效，讓父母安心。不過這當中父母家長的機警，以及冷靜的觀察和基本處置，才是發掘問題、幫助醫師解決孩子疾病的最重要關鍵。

　　不過也有虛驚一場的時候。小朋友，尤其是神經系統尚未發育成熟的小嬰兒，常常在受到外來刺激或哭鬧激動的情況下，會有手腳震顫，甚至嘴唇顫抖的現象，很容易被誤以為是抽筋，其實是良性的顫動（Jitteriness）。顫動與痙攣最大的差別在於前者發生時，孩子不會有意識喪失的狀況，孩子的呼吸、心跳及膚色仍保持正常，而抽動是局部性，只要用手輕輕安撫、壓制，自然就會消失。相反的，也是由於寶寶的神經系統發育尚未完全，有時候當腦部異常放電時，孩子並不一定會呈現典型的痙攣現象，有時只是翻白眼，有時只是不自主地出現類似游泳或踩單車的動作，也有的只有嘴角或手指、腳趾的陣陣抽動。不過當這些情況確屬痙攣時，通常都會觀察到孩子膚色、呼吸、脈搏，甚至神智不正常的變化。

　　當孩子不幸痙攣發作時，除了緊急的基本處理外，積極地尋求病因，以便得到適當的治療及良好的結果，是家長必須要做的事。底下「抽筋原因搜尋及處置流程圖」（見第186頁）提供關心孩子健康的家長一個參考。

抽筋原因搜尋及處置流程圖

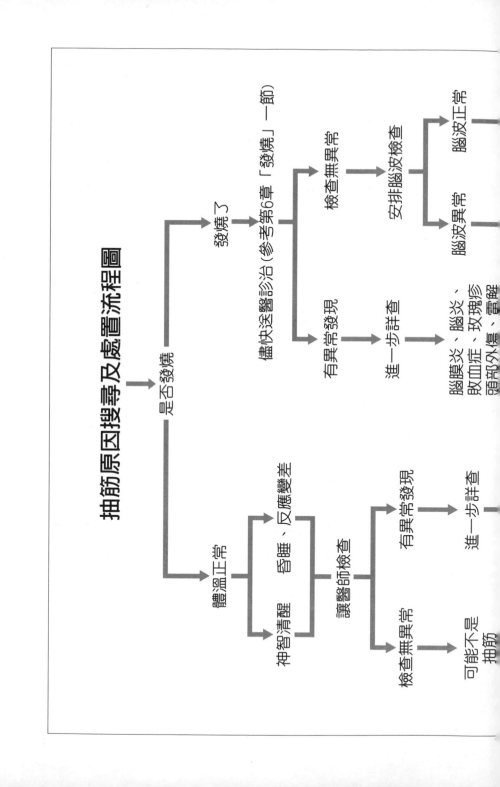

是否發燒

發燒了

儘快送醫診治（參考第6章「發燒」一節）

- 有異常發現 → 進一步詳查 → 腦膜炎、腦炎、敗血症、玫瑰疹、頭部外傷、電解
- 檢查無異常 → 安排腦波檢查
  - 腦波正常
  - 腦波異常

體溫正常

- 昏睡、反應變差
- 神智清醒

讓醫師檢查

- 有異常發現 → 進一步詳查
- 檢查無異常 → 可能不是抽筋

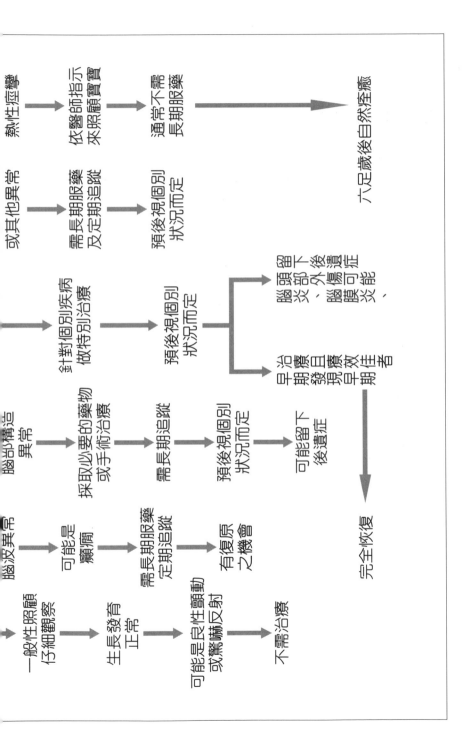

5 哭鬧不安

　　家有寧馨兒是每位家長最感到得意與滿足的事了。然而，有時這樣的溫馨感覺，卻讓寶寶突如其來或持續不斷的哭鬧給趕得無影無蹤，還要擔心害怕個半天，深恐自己的心肝寶貝到底是出了什麼狀況？還是生病了？

　　對於毫無語言表達能力的小嬰兒而言，哭鬧似乎是發表「意見」和表露「病症」最直截了當的方式。只是要真正能夠了解小寶寶的意思或需求，卻需要大費周章，往往造成許多家長的焦慮和煩慮，深恐擔誤了孩子的病情，也為了無法適當安撫寶寶的哭鬧，而苦熬一個又一個漫長、失眠的夜晚，成就感與親子關係大受摧折，代價不可謂不大。

　　事實上，「哭哭鬧鬧的小寶寶」是每個為人父母者都必須面對的現實，因此只有遵循「哭鬧不安原因搜尋及處置流程圖」（見第190頁）所提供的引導，才有可能締造寶寶安康、父母安心又安眠的雙贏局面。

6 體味

　　不管是什麼樣的體味，只要經過清理，使寶寶經常保持乾淨、衛生，原本相當明顯的怪味就會自然消失，這樣家長可以篤定地判斷，氣味是外來的。同時要觀察孩子攝食的狀況是否正常？生長發育是否跟得上正常進程？答案若是確定的，那麼家長便不用擔心孩子會有什麼不對勁。

　　然而那些身體真正會產生極特殊味道的寶寶，大都是罹患了罕見的先天性代謝異常疾病之故，如果能夠及早發現，及早接受遺傳專科醫師的診治，有的孩子能僥倖存活。這些味道有的是甜膩的焦糖味，如罹患楓糖尿症（Maple syrup urine disease, MSUD）寶寶的體味和尿味；有的像發霉味或臭鼠味，如患有苯酮尿症（Phenylketonuria, PKU）而未經適當治療的孩子；有的像發臭的墨汁味，如異戊酸血症（Isovaleric acidemia, IVA）患者的氣味；有的會出現明顯的阿摩尼亞味，如甲基丙二血症（Methylmalonic acidemia, MMA）患兒的體味。

　　有這些特殊氣味的寶寶，若再有食慾不振、活動力欠佳、生長發育不良，甚至發生嗜睡、無力、震顫等現象，極嚴重者尚會陷入昏迷，並且抽筋抽個不停，厲害的嘔吐，完全無法進食，呼吸會變得相當快，皮膚也會呈現蒼白或灰暗的顏色，當有這些狀況發生時表示大勢不妙，必須趕緊送醫治療。

　　底下為「體味原因搜尋及處置流程圖」（見第192頁），提供給各位家長參考。

哭鬧不安原因搜尋及處置流程圖

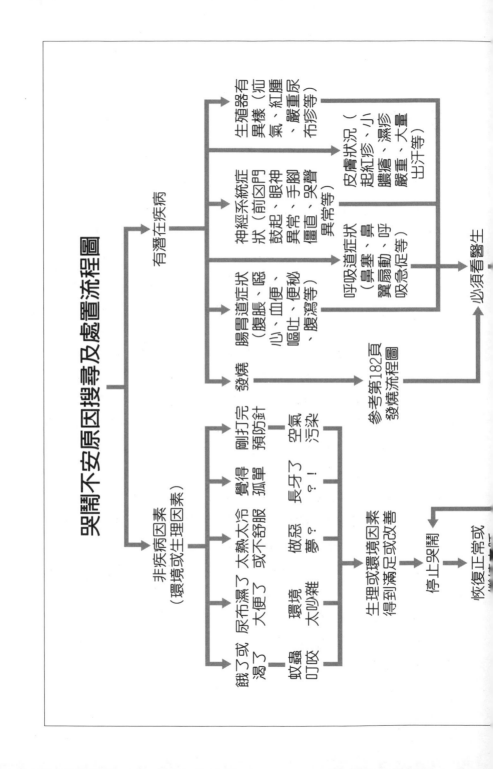

哭鬧不安原因搜尋及處置流程圖

有潛在疾病

- 生殖器有異樣（拉氣、紅腫、嚴重尿布疹等）
- 神經系統症狀（前囟門鼓起、眼神異常、手腳僵直、哭聲異常等）
- 腸胃道症狀（腹脹、噁心、血便、嘔吐、便秘、腹瀉等）
- 發燒

皮膚狀況（起紅疹、小膿瘡、濕疹、嚴重、大量出汗等）

呼吸道症狀（鼻塞、鼻翼搧動、呼吸急促等）

必須看醫生

參考第182頁發燒流程圖

非疾病因素（環境或生理因素）

- 餓了或渴了
- 尿布濕了、大便了
- 太熱太冷或不舒服
- 覺得孤單
- 剛打完預防針
- 蚊蟲叮咬
- 環境太吵雜
- 做惡夢？
- 長牙了？！
- 空氣污染

生理或環境因素得到滿足或改善

停止哭鬧

恢復正常或

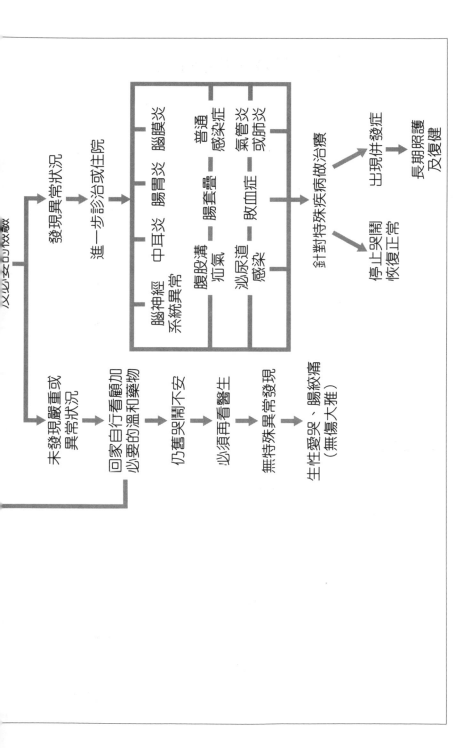

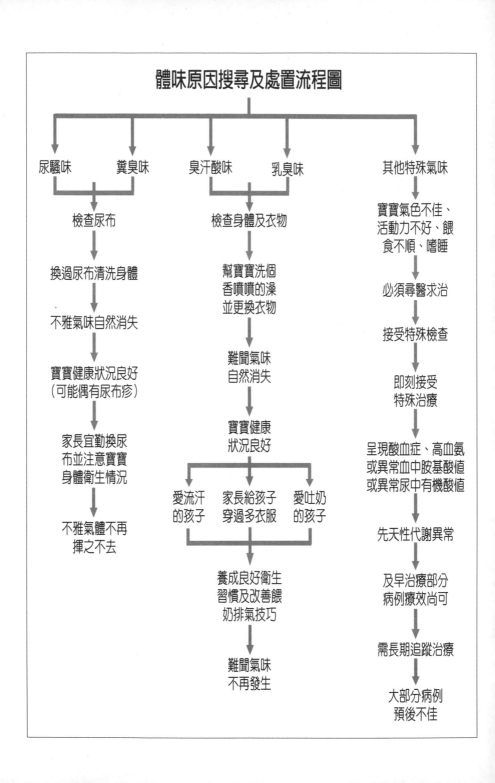

體味原因搜尋及處置流程圖

尿騷味 / 糞臭味
檢查尿布
↓
換過尿布清洗身體
↓
不雅氣味自然消失
↓
寶寶健康狀況良好
（可能偶有尿布疹）
↓
家長宜勤換尿布並注意寶寶身體衛生情況
↓
不雅氣體不再揮之不去

臭汗酸味 / 乳臭味
檢查身體及衣物
↓
幫寶寶洗個香噴噴的澡並更換衣物
↓
難聞氣味自然消失
↓
寶寶健康狀況良好
↓
愛流汗的孩子 / 家長給孩子穿過多衣服 / 愛吐奶的孩子
↓
養成良好衛生習慣及改善餵奶排氣技巧
↓
難聞氣味不再發生

其他特殊氣味
寶寶氣色不佳、活動力不好、餵食不順、嗜睡
↓
必須尋醫求治
↓
接受特殊檢查
↓
即刻接受特殊治療
↓
呈現酸血症、高血氨或異常血中胺基酸值或異常尿中有機酸值
↓
先天性代謝異常
↓
及早治療部分病例療效尚可
↓
需長期追蹤治療
↓
大部分病例預後不佳

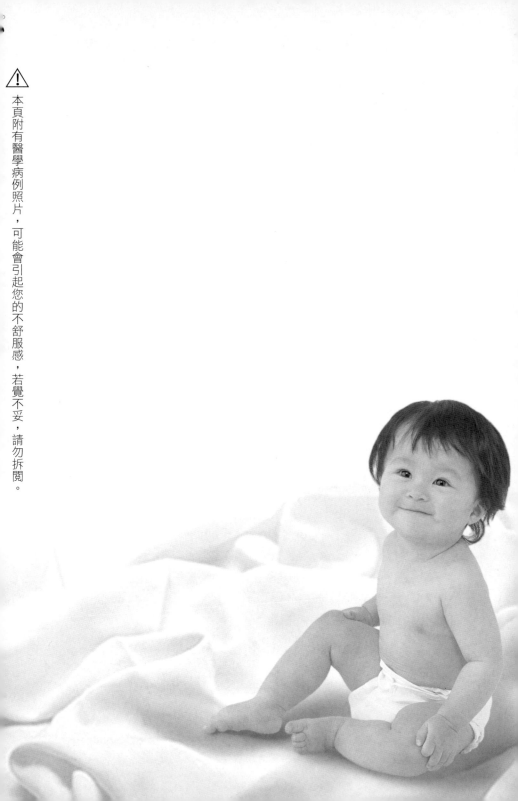

⚠
本頁附有醫學病例照片，可能會引起您的不舒服感，若覺不妥，請勿拆閱。

國家圖書館出版品預行編目資料

一眼看出孩子生病了嗎？：圖解兒童疾病症狀導引
／林炫沛 著．——第一版．——台北市：
文經社，2002〔民91〕
　　面；　　公分．——（文經家庭文庫；95）
ISBN 957-663-340-0（平裝）

1.兒科　2.育兒
417.5　　　　　　　　　　　　　91006290

Ⓒ文經社

文經家庭文庫　95

一眼看出孩子生病了嗎？

著　作　人 — 林炫沛
發　行　人 — 趙元美
社　　　長 — 吳榮斌
企劃編輯 — 賴秋華
美術設計 — 張欣怡
出　版　者 — 文經出版社有限公司
登　記　證 — 新聞局局版台業字第2424號
＜總社・編輯部＞：
地　　　址 — 104 台北市建國北路二段66號11樓之一（文經大樓）
電　　　話 —（02）2517-6688（代表號）
傳　　　真 —（02）2515-3368
Ｅ-ｍａｉｌ — cosmax66@m4.is.net.tw
＜業務部＞：
地　　　址 — 241 台北縣三重市光復路一段61巷27號11樓A（鴻運大樓）
電　　　話 —（02）2278-3158・2278-2563
傳　　　真 —（02）2278-3168
郵撥帳號 — 05088806文經出版社有限公司
印　刷　所 — 松霖彩色印刷事業有限公司
法律顧問 — 鄭玉燦律師　（02）2369-8561
發　行　日 — 2002 年　5 月第一版　第　1　刷
　　　　　　　2002 年　6 月　　　　第　2　刷

定價／新台幣 220 元・特價／新台幣 200 元　Printed in Taiwan

文經社在「博客來網路書店」設有網頁。網址如下：
http://www.books.com.tw/exec/publisher/001/cosmax
鍵入上述網址可直接進入文經社網頁。

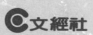

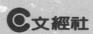
文經社

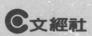
文經社